AF346857

GUIDE

DE L'ÉTUDIANT

EN MÉDECINE.

GUIDE

DE L'ÉTUDIANT

EN MÉDECINE,

OU

ESSAI

D'UNE MÉTHODE ANALYTIQUE

APPLIQUÉE A L'ÉTUDE DE TOUTES LES BRANCHES
DE LA MÉDECINE ;

OUVRAGE SPÉCIALEMENT DESTINÉ AUX ÉLÈVES QUI SUIVENT
LES FACULTÉS DE MÉDECINE, ET PARTICULIÈREMENT CELLE
DE PARIS ;

SECONDE ÉDITION,

REVUE, CORRIGÉE ET AUGMENTÉE D'UNE BIBLIOGRAPHIE
A L'USAGE DE L'ÉTUDIANT EN MÉDECINE ;

PAR J. P. MAYGRIER,

Docteur en médecine de la Faculté de Paris, Professeur
d'anatomie et de physiologie, d'accouchemens, de maladies des femmes et des enfans; Membre de la Société
Médicale d'émulation de Paris; des Sociétés de Médecine
de Marseille, Liége et Mâcon, etc.; Médecin attaché au
bureau de charité du dixième arrondissement, et au
deuxième dispensaire.

A PARIS,

Chez { GABON, Libraire, place de l'École de Médecine ;
{ L'AUTEUR, rue des Petits-Augustins, n° 14.

MONTPELLIER,

Chez GABON (ANSELME), Grande Rue.

1818.

A PARIS, DE L'IMPRIMERIE DE LEBÉGUE,

RUE DES RATS, N° 14.

INTRODUCTION.

Le titre que portait cet Opuscule, lors de sa première publication, n'ayant pas paru indiquer d'une manière assez positive le véritable but que je m'étais proposé, j'ai cru devoir le changer, et lui donner aujourd'hui, que je le réimprime, celui de *Guide de l'Etudiant en Médecine*. En effet, je n'ai jamais eu d'autre intention, en composant ce petit Ouvrage, que d'indiquer aux élèves la véritable manière d'étudier en Médecine, en leur faisant connaître l'ordre dans lequel ils doivent suivre les différens cours de la Faculté, ainsi que le choix des ouvrages nécessaires pour acquérir une instruction solide. En conséquencc, il est évident que cette brochure est divisée en deux parties bien distinctes. Dans la première se trouve l'indication des cours à fréquenter, et la marche analytique que doit suivre l'élève dans ses études; la seconde renferme la Bibliographie médicale : les ouvrages dont elle se compose y sont disposés dans l'ordre même des études de l'élève, de manière que, pour lui, l'instruction orale ne doit être, pour ainsi dire, que le développement de l'instruction écrite, à laquelle il faut définitivement qu'il donne aussi plus de temps et de soins. Le nombre des livres portés sur cette esquisse est peu considérable; mais tel qu'il est, je crains qu'il ne soit encore au-dessus des facultés de la plupart des élèves.

M. le Docteur Vaidy a fait paraître,
dans ces derniers temps, une petite
brochure intitulée : *Plan d'études médicales*, dans laquelle il s'est beaucoup
rapproché de la marche que j'ai suivie; cependant, tout en profitant de
mes idées et de mon travail, il a paru
ignorer que mon Ouvrage existât, et
que j'eusse écrit quelque chose sur la
manière d'étudier en médecine. Je
suis plus généreux et plus juste en
même temps; j'ai lu avec plaisir son
ouvrage : il est écrit avec goût; ses vues
sont saines; et les conseils qu'il donne
aux jeunes étudians ne peuvent leur
être que très-profitables ; mais M. le
docteur Vaidy conviendra, avec moi ,
que sa Bibliographie est hors de toute
proportion, je ne dirai pas avec les
moyens pécuniaires d'un élève, mais
même avec ceux de la plupart des

médecins ; et cependant il ne la donné que comme un aperçu, se proposant, dit-il, d'en publier une plus complète.

Si je me permets ces réflexions, ce n'est point pour critiquer le travail de mon estimable confrère, dont j'apprécie le mérite ; mais je devais cet aveu aux élèves qui seraient dans l'intention de se procurer également et l'ouvrage du docteur Vaidy, et celui que je publie aujourd'hui.

Avant d'entrer en matière, j'ai cru devoir présenter ici le tableau de l'enseignement public et particulier de la médecine à Paris : quelque faible que soit ce mérite, je pense, malgré cela, que les élèves me sauront quelque gré de cette attention.

GUIDE

DE L'ÉTUDIANT

EN MÉDECINE.

DE toutes les sciences cultivées par le génie de l'homme, de toutes les professions qui peuvent l'honorer, il n'en est point de plus utile et de plus recommandable en même temps que la médecine. En effet, quelle que soit la région du globe qu'il habite, sous quelque température qu'il vive, l'homme ne peut se passer des secours de la médecine, et le monde entier atteste ses bienfaits. Les peuples civilisés de tous les climats, convaincus de tous les avantages qu'ils pouvaient en retirer, se sont empressés de lui prodiguer les plus nobles encouragemens et de l'entourer d'une grande considération; les Grecs, surtout, dont l'imagination vive et féconde embellissait tous les objets de leurs affections, la nommèrent Fille du Ciel, et la révéraient comme une divinité dans la personne d'Hippocrate et de ceux qui, comme lui, en marchant sur ses traces, furent les bienfaiteurs de leurs semblables. Apollon, qu'ils regardaient comme le dieu de la médecine, passait pour l'avoir enseignée aux hommes, et son fils Esculape la pratiquait avec le plus grand éclat à Epidaure. « Ce n'est pas sans dessein, dit M. Hallé, que l'antiquité donna cette origine illustre et divine au premier des médecins dans les temps héroïques. » Chez les Romains, Hygie, déesse de la santé, était spécialement chargée de veiller à leur conservation. Junon, sous le nom de Lucine, présidait aux accouchemens ; et les femmes dont l'enfantement était pénible et douloureux, l'invoquaient à grands cris : *Facta igitur à juvando*, *et Luce Juno Lucina*, *à quo parturientes eam invocant.*

Dans tous les temps, il est vrai, la plus noble des carrières fut ouverte à des hommes médiocres, remplis de vanité et de ridicules prétentions ; leurs succès éphémères purent bien un instant éblouir la multitude ; mais leurs noms, parfaitement ignorés aujourd'hui, attestent à la fois l'inconstante crédulité du public, et le honteux oubli dans lequel doivent tomber à la fin tous ceux qui usurpent une réputation qu'ils n'ont point méritée. Ce n'est pas ainsi que les noms impérissables d'Hippocrate, de Galien, d'Arétée, etc., sont parvenus jusqu'à nous. Objets éternels de notre admiration, nous voyons la main du temps, loin d'affaiblir le respect et la vénération qu'ils nous ont inspirés, imprimer au contraire le sceau de la vérité aux dogmes précieux consignés dans leurs ouvrages, et faire briller d'un éclat toujours nouveau, les heureux effets de leur doctrine éclairée. Quoique ce soit par des efforts soutenus, que leur génie seul pouvait surmonter, qu'ils se sont acquis à nos yeux une gloire qui, tous les jours plus brillante et plus pure, ne se démentira jamais, on ne peut douter que ces hommes célèbres ne fussent doués des plus heureuses dispositions : mais gardons-nous d'attribuer aux vains effets du hasard des succès que leurs grands talens seuls leur méritèrent. Qui posséda une instruction plus variée qu'Hippocrate ! Anatomie, médecine, chirurgie, accouchemens, maladies des femmes et des enfans, son vaste génie embrassa tout ; et jamais une aussi grande réunion de connaissances n'entra dans une tête mieux organisée. Méthode, clarté, précision, telles sont les qualités précieuses qui brillent dans les écrits de ce grand homme ; et ses Aphorismes attesteront, à la postérité la plus reculée , qu'Hippocrate joignit au grand art d'écrire, le talent d'un profond observateur : ses ouvrages sont considérés, même par les meilleurs littérateurs Grecs, comme des modèles de force, d'élégance et de clarté.

Galien, qui parut long-temps après Hippocrate, n'est pas moins étonnant ni moins célèbre que ce dernier. D'une sagacité peu commune, et d'une vaste érudition, il commenta les ouvrages d'Hippocrate ; et cette grande et utile entreprise sera toujours régardée, malgré les reproches qu'on pourrait lui adresser, comme l'un des plus beaux monumens élevés à la gloire de la science en général et de la médecine grecque en particulier.

Galien poussa plus loin qu'Hippocrate l'étude des corps vivans : ses travaux littéraires sont immenses, et pourraient seuls tenir lieu de bibliothèque ; mais quelle différence cependant entre ces deux hommes, également recommandables ! L'un , guidé pour ainsi dire par la seule force de son génie, qui l'éleva, comme dit Bordeu, « jusqu'à la main du Créateur, qui pousse à leur fin tous les événemens des maladies, » ouvrit et parcourut la plus noble carrière avec un succès que vingt siècles écoulés depuis n'ont point encore affaibli : ses préceptes sont encore aujourd'hui les oracles des médecins les plus célèbres. L'autre, au contraire, doué, il est vrai, d'un génie des plus brillans, mais formé par l'étude et les voyages, étonna son siècle plus par ses vastes connaissances, que par la solidité de son jugement ; il n'en a pas moins laissé après lui un nom qui ne périra jamais. Hippocrate, plus profond que brillant, plus observateur qu'érudit, devait être et fut, en effet, le plus grand médecin de l'antiquité. Galien, également né pour toutes les études, susceptible d'acquérir beaucoup de célébrité dans toutes les sciences, sans être un aussi grand médecin qu'Hippocrate, le surpassa peut-être par la variété et la richesse de ses connaissances.

Tels sont les modèles que j'ai cru devoir offrir de préférence à l'admiration constante de tous ceux qui se livrent à l'étude de la médecine. Il me reste à examiner par quels moyens ils méritèrent de leurs contemporains et de la postérité les éloges qu'on ne cesse de leur prodiguer. Le génie qu'ils reçurent en partage y contribua, sans doute, de la manière la plus puissante ; mais j'ose avancer que l'éducation particulière qui leur fut donnée, que le soin que prirent leurs maîtres de ne leur présenter que des notions claires et exactes de l'instruction qu'ils leur transmettaient, furent une des principales causes de leur grande célébrité. Hippocrate, surtout, fut à cet égard des plus heureusement partagés. « Il était de la famille des Asclépiades, dit M. Cabanis, dans son ouvrage *sur les Révolutions et la Réforme de la Médecine*. Ses ancêtres, de père en fils, avaient exercé, pendant dix-sept cents ans, la profession de médecin dans l'île de Cos. Entouré, dès l'enfance, de tous les objets de ses études ; cultivé par les maîtres les plus célèbres dans l'éloquence et la philosophie ; enrichi du plus vaste recueil d'observations qui pût exister alors ; enfin, doué, par la nature, d'un génie à la fois observateur et étendu, hardi et sage, il entra dans la carrière sous les plus heureux auspices, et la parcourut, pendant plus de 80 ans avec une gloire également due à ses talens et à l'élévation de son caractère vertueux. »

« Ce fut, continue M. Cabanis, au milieu des jeux de son enfance, qu'Hippocrate reçut de la bouche de ses parens, les notions élémentaires de la médecine. C'est ainsi qu'il avait trouvé dans sa famille, et, pour ainsi dire, autour de son berceau, tous les moyens de développer l'étendue de son génie. Mais il ne s'en tint pas à cette première culture : en effet, il étudia la médecine sous Hérodias, l'éloquence sous Gorgias, et la philosophie sous Démocrite. »

Si nous passons à Galien, nous verrons qu'il fut, comme Hippocrate, entouré, dès sa plus tendre enfance et pendant toute sa jeunesse, des objets d'instructions qui devaient un jour lui rendre si facile l'entrée de la carrière médicale. Son précoce génie fut nourri des meilleurs modèles dans tous les genres de littérature. Conduit dans ses premières études par un père dont il était tendrement aimé, et qui joignait les vertus au savoir, il fit des progrès rapides, mais qui ne firent que redoubler le désir extrême qu'il avait d'acquérir de nouvelles connaissances. C'est sous son père que Galien se perfectionna dans les sciences mathématiques et physiques. « Il passa, dit M. Peyrilhe, dans son *Histoire de la Chirurgie*, dès l'âge de quinze ans, à l'étude de la philosophie sous des maîtres habiles. Son père ne le quitta pas cependant tant qu'il crut pouvoir lui être utile : il l'accompagnait chez les philosophes ; il examinait leurs

mœurs tout aussi soigneusement que leur doctrine ; et selon qu'ils étaient plus ou moins savans, plus ou moins vertueux ; selon qu'il croyait
leur secte propre à former ou à corrompre le cœur
ou l'esprit de son pupile, il le retenait dans leur
école, ou le faisait passer sous d'autres maîtres. »

Si nous voulions rechercher quels furent les
moyens par lesquels les autres grands modèles
de l'antiquité, tels qu'Arétée de Cappadoce,
Celse, Cœlius-Aurélianus, Alexandre-de-Tral-
les, Paul d'OEgine, Prosper Alpin, Ætius, etc.,
acquirent une aussi grande célébrité, nous au-
rions également lieu de nous convaincre, qu'indépendamment des heureuses dispositions dont
la nature les avait doués, l'éducation particulière
qu'ils reçurent, et l'excellente méthode qu'ils sui-
virent dans leurs études médicales, en furent
surtout les principales raisons.

A ces diverses causes réunies, ajoutez, d'une
part, l'heureuse alliance que les anciens médecins faisaient de la philosophie, qu'ils regardaient comme devant servir d'introduction à
l'étude de la médecine ; et de l'autre, l'habitude
qu'ils avaient des voyages : moyen négligé par
les médecins modernes ; qui s'oppose, plus qu'on
ne pense, aux progrès de l'art de guérir, et

qu'on peut regarder comme la cause de cette médecine bornée, causeuse, qui recherche le grand monde, enfante des théories, et néglige l'observation.

« Nous ne sommes plus au temps où pendant plusieurs siècles, l'éducation des médecins à Paris, était entièrement domestique, c'est-à-dire, qu'à défaut de professeurs publics, chaque docteur de la Faculté tenait une école dans laquelle il expliquait à quelques disciples un certain nombre d'auteurs approuvés par les statuts de la corporation (*). »

Sous ce rapport, on ne peut douter maintenant qu'il ne soit indispensable pour celui qui se destine à l'étude de la médecine, d'être dirigé par une bonne méthode, et de recevoir une instruction conforme à la nature de son génie et au degré de son intelligence particulière; car la grande difficulté sera toujours d'établir un mode d'enseignement qui puisse convenir à tous également; et c'est ce qu'il n'est guère possible d'espérer. Il faut donc absolu-

---

(*) Ce passage est tiré d'une brochure in-4°, intitulée : *De l'enseignement actuel de la médecine et de la chirurgie.*

ment faire plier, pour ainsi dire, l'esprit de tous au mode d'enseignement adopté par les Ecoles savantes actuelles, par l'impossibilité bien évidente de faire, pour chacun en particulier, ce qui convient le mieux pour tous. Les éducations privées, et je parle toujours des études médicales, sembleraient, au premier coup d'œil, ne point présenter les inconvéniens attachés au mode d'enseignement public; mais, outre la difficulté d'avoir un assez grand nombre de maîtres pour chaque élève, comment prétendre qu'on en trouverait d'assez instruits, d'assez patiens d'ailleurs pour supporter les ennuis inséparables d'une éducation particulière, et triompher des obstacles sans nombre d'un pareil mode d'instruction ? A ces premiers inconvéniens, il s'en joint un autre : ce serait de se priver par-là d'un des grands avantages que présente l'enseignement public ; je veux parler de l'émulation, de ce motif puissant de travail et de courage, dans une science aussi longue et aussi pénible que la médecine. L'élève seul, avec ses livres, s'abandonne bientôt à une honteuse nonchalance : la paresse a tant d'attraits, et le penchant qui nous y conduit est si doux! Privé de la vue de ceux qui courent la même carrière que lui, leurs travaux, leur zèle, leurs succès ne peuvent ni l'enflammer, ni exciter en lui cette noble émulation, mobile des grandes âmes ; et avec des qualités recommandables et d'heureuses dispositions, il est condamné à n'être jamais qu'un homme très-ordinaire : l'expérience du passé et celle de nos jours confirment ce que je viens d'avancer.

Il est donc bien prouvé que l'enseignement public de toutes les branches de la médecine l'emporte de beaucoup en excellence sur son enseignement isolé ou domestique, et qu'il ne s'agit plus que de le rendre aussi parfait et aussi utile que le comportent les efforts de l'esprit humain ; car on ne peut se le dissimuler ; il renferme quelques vices, qu'il est impossible de faire disparaître ; inconvénient attaché d'ailleurs à toutes les institutions humaines.

Mais que veulent ces impuissans déclamateurs, qui tous, leurs projets et leurs vains discours à la main, et comme des frelons avides qui poursuivent des abeilles industrieuses, viennent si hardiment proposer des réformes, indiquer des améliorations? Sous le spécieux prétexte du bien public, mais n'ayant réellement en vue que leur propre intérêt, ces débiles adversaires , étrangers à l'enseignement, inconnus dans la science , seraient cependant parvenus à tout bouleverser , si les diverses Facultés du royaume et particulièremeut celle de Paris, n'avaient opposé une courageuse résistance à leurs attaques réitérées. Sorties triomphantes de cette lutte inégale , elles poursuivent leur noble carrière, et , pour toute réponse , se contentent de confondre leurs ennemis par de nouveaux efforts et par des succès toujours plus éclatans ; car on ne peut ignorer que, dans l'état actuel de nos connaissances, la science médicale, telle qu'elle est publiquement enseignée à la Faculté de Médecine de Paris, n'est plus bornée à l'explication vague et insignifiante de quelques procédés opératoires, ou de quelques préparations pharmaceutiques. Les disputes oiseuses, les hypothèses gratuites, les systèmes erronés ont été chassés de son sanctuaire : elle embrasse, au contraire, le champ le plus vaste et le plus varié ; mais loin que cette immensité d'objets en rende l'étude pénible et embarrassante, l'esprit philosophique et d'analyse , heureusement allié à son enseignement, l'ont, au contraire, rendue aussi lumineuse que facile. Il ne s'agit donc plus, pour l'élève, que de savoir donner une heureuse direction à tous ces moyens réunis, pour faire de rapides progrès dans ses études. C'est pour avoir négligé cette méthode, la seule convenable et certaine, qu'une infinité de jeunes gens passent des années entières à courir après l'instruction, et n'acquièrent, après un travail long et opiniâtre, que la certitude d'avoir méconnu la véritable manière d'apprendre, et la nécessité de recommencer leurs études sur un nouveau plan. Ce n'est pas d'aujourd'hui seulement qu'on trouve à faire l'application de ces vérités : nous lisons dans Galien que de semblables causes avaient produit des effets pareils. « Je prends, dit Galien, les dieux à témoin que beaucoup de mes condisciples m'ont souvent avoué, les larmes aux yeux et déplorant leur ignorance, qu'ils avaient perdu leur temps sous de mauvais maîtres. »

« Sans un plan sagement combiné, dit le professeur Pinel, et poursuivi avec une constance et un courage imperturbables, les années s'écoulent, les faits qu'on observe ne sont point rapportés à des principes généraux ; on n'en conserve qu'une faible image dans la mémoire, et souvent des préventions erronées ; et c'est ainsi qu'on continue, le reste de sa vie, de

prendre pour guide un instinct machinal dans
les sentiers tortueux de la routine. »

« Cette méthode et cet ordre à mettre dans
les études, dit M. Prunelle, professeur à la Faculté de Médecine de Montpellier , dans un
discours qu'il a prononcé devant la Faculté
et les élèvesnt assemblés , forme un objet capital
dans l'éducation des médecins. Les jeunes gens,
emportés par l'ardeur de s'instruire , veulent
tout savoir à la fois ; d'autres, moins laborieux ,
se dégoûtent en apercevant tout ce qu'ils ont à
apprendre. Pour assurer les progrès des uns et
des autres, il faut donc leur offrir un plan
régulier des travaux qu'ils puissent exécuter
peu à peu ; il faut leur montrer comment les
diverses connaissances qui composent la science
de la Médecine , peuvent conduire de l'une à
l'autre , quoiqu'elles se trouvent étroitement
unies ; il faut régler l'occupation de chaque
jour , de chaque heure, pour ne point effrayer
par la masse de connaissances nécessaires à
un médecin; il faut, pour tout dire en un mot,
déterminer l'emploi de chaque année , de chaque
mois du cours de *scolarité.* Sans une méthode
pareille, la tête de l'élève semble un véritable
chaos , et la confusion y augmente en raison

directe du nombre d'idées qu'il accumule. »

C'est pour éviter aux jeunes gens qui veulent suivre la carrière médicale, le chagrin de perdre un temps précieux dans leurs études, que j'ai entrepris un travail dans lequel je tâcherai de leur indiquer la meilleure manière de profiter des nombreuses ressources qu'offre l'excellente instruction qu'ils reçoivent à l'illustre École de Paris : c'est la peine que j'ai ressentie moi-même de l'embarras où j'ai vu plusieurs d'entre eux, incertains sur le choix et le nombre des cours qu'ils devaient suivre, qui m'a décidé à prendre la plume, et à sacrifier quelques momens pour m'occuper d'un objet dont l'utilité, pour eux, ne peut être contestée.

Avant d'entrer en matière, je ne dois pas négliger d'indiquer quels sont les études, les travaux préliminaires auxquels a dû nécessairement se livrer celui qui se destine à la médecine ; car il ne faut pas croire, comme quelques esprits superficiels et ignorans se le persuadent et voudraient le faire croire aux autres, que la science médicale et l'exercice de l'art de guérir puissent être le partage de tous ceux à qui il prendrait fantaisie de courir cette carrière. A une grande pénétration d'esprit et à une profondeur de jugement peu communes, il faut joindre de l'aptitude, des connaissances accessoires très-étendues, du zèle, un grand courage, et le travail le plus opiniâtre. Oui, sans doute, le médecin qui veut mériter le titre honorable de bienfaiteur de l'humanité, doit, pour l'acquérir, passer les plus belles années de sa jeunesse à nourrir son esprit de tout ce que les Anciens et les modernes ont écrit de plus recommandable dans la science médicale ; de même il faut fréquenter assidûment les hôpitaux et les amphithéâtres, où se voient rassemblés, d'une part, les nombreuses victimes de la douleur, luttant sans cesse entre la vie et la mort ; et de l'autre, les débris ensanglantés des dépouilles humaines. Quelle est la conduite qu'il doit tenir, une fois lancé dans le monde ? Il n'est déjà plus à lui ; tous ses momens, sa santé, sa vie même doivent être sacrifiés pour le soulagement de ses semblables. Mais comment pourra-t-il remplir cette tâche pénible et honorable ? Quels seront les garans de la confiance qu'il cherche à mériter, et comment s'en rendra-t-il digne ? En vivant dans la retraite et le silence, pour donner à l'étude tous les momens qu'il ne consacre pas à ses malades ; en évitant de se montrer en public ; en fuyant les plaisirs qui énervent le tempérament, ôtent le courage et la santé , et disposent à la paresse ; en usant de toutes les ressources de son génie pour guérir ou au moins pour soulager ses malades ; en se piquant du plus noble désintéressement et d'une probité à toute épreuve ; en n'employant auprès de ceux que les maux et la douleur accablent, que les accens d'une grande sensibilité , et en portant dans leur âme la consolation et l'espérance ; en n'employant dans ses discours et ses écrits que le langage simple , mais frappant , de la vérité , et en dédaignant les vains ornemens du mensonge et de l'imposture ; en prenant pour guide de ses actions, la délicatesse et l'honneur ; enfin, foulant aux pieds les vils moyens dont se servent l'ignorance et le charlatanisme , il ne doit point courir après le suffrage de la multitude , en flattant ses goûts ; car ce serait oublier la dignité de sa profession , qui ne lui permet point d'employer auprès de ses malades cette éloquence verbeuse et mensongère , partage ordinaire de la médiocrité.

Si je voulais joindre l'exemple aux préceptes ,

je pourrais offrir ici de nombreux modèles du tableau que je viens de tracer ; mais comme la modestie est aussi une des vertus qui doivent le plus briller dans l'homme savant et honoré de la considération publique , je laisse à la sagacité de mes jeunes confrères à les distinguer : le portrait que je viens d'en faire, suffira pour les faire connaître. — Je passe à l'objet de cet opuscule.

Parmi les études qui doivent précéder celle de la médecine , la connaissance parfaite de la langue latine, et celle du grec, me paraissent tellement indispensables , que je voudrais qu'on interdît l'entrée des Ecoles à ceux qui les ignoreraient ; de même les élémens des mathématiques et de la physique devraient être rigoureusement exigés ; enfin, il est honteux pour l'art, de voir de jeunes gens, non-seulement étrangers aux connaissances que je viens d'indiquer, mais ne sachant pas même leur propre langue , s'asseoir hardiment sur les bancs de l'école, et conserver , le reste de leur vie, ce témoignage ineffaçable de leur ignorance et de leur mauvaise éducation. Il faut espérer que l'obligation imposée depuis peu à chaque candidat, qui veut prendre des grades en Médecine, d'être au moins bachelier ès-lettres, préviendra une partie des abus que nous signalons ici.

Voici ce que dit M. Prunelle, dans le discours déjà cité, sur la nécessité de se former de bonne heure à l'étude de langues anciennes. « Cette langue (la langue latine) a servi d'ailleurs pendant si long-temps de moyen de communication entre les savans de l'Europe, qu'en l'ignorant, on se condamne à ne rien connaître de ce qui a été fait dans les sciences jusques vers le milieu du siècle dernier.» Il ajoute : « Quiconque ignore la langue latine, et n'est plus dans l'âge ou dans la volonté de l'apprendre, doit donc sortir à l'instant même des lieux consacrés à l'étude de l'art sanitaire. L'y retenir plus long-temps, serait abuser de sa confiance ; le flatter de succès qu'il ne peut obtenir , serait trahir nos devoirs envers lui et envers le public. »

Si les langues modernes ont toutes plus ou moins emprunté de la langue latine pour leur formation, on ne peut nier que cette dernière ne fût encore plus redevable à la langue grecque de ses tournures les plus élégantes, de sa richesse et de sa précision. « Rome victorieuse de l'univers, annonçait hautement qu'elle devait à la Grèce tout ce que la langue latine possédait de grâces et d'énergie. C'est aux Grecs qu'Horace conseille d'avoir recours, quand on a besoin de créer des mots nouveaux ; c'est à l'école des Grecs, que s'étaient formés les poètes, les philosophes, les hommes d'État et les Empereurs Romains les plus distingués. A une certaine époque, il était du bon ton parmi les dames Romaines de s'exprimer dans dans la langue d'Homère et de Platon. »

Quant à la langue grecque, sa connaissance est d'autant plus indispensable pour celui qui se destine à l'étude de la Médecine, que les expressions techniques de cette science sont en grande partie tirées du grec même, et qu'il est impossible d'en connaître le véritable sens, si on n'est versé dans l'étude de la langue grecque.

Je suppose donc un jeune homme qui, après avoir terminé ses études littéraires, vient à Paris pour y commencer sa carrière médicale. Suivons-le pas à pas, et, sans le perdre un instant de vue, accompagnons-le, pour ainsi dire, dans les différens cours, soit publics, soit particuliers, qu'il doit fréquenter, et voyons si la méthode que nous voulons qu'il suive, et la route que nous allons lui tracer, ne présentent pas quelques avantages pour son instruction,

seul but pour lequel cet ouvrage a été entrepris.
Pour mettre plus d'ordre et de clarté dans cette
exposition, divisons notre travail par semestres,
comme l'enseignement de l'école de médecine
de Paris, en examinant ce qu'il convient de faire
pendant chacune des quatre années, qui sont
ordinairement employées à compléter ce qu'on
appelle le temps d'étude ou de scolarité.

C'est après les vacances, dans les premiers *Ière année.*
jours du mois de novembre, que l'instruc- *Semestre d'hiver.*
tion publique, en général, reprend ses exer-
cices; c'est aussi à cette époque que la Faculté
de médecine ouvre ses cours et rentre en activité. L'anatomie et la physiologie, les prolégomènes de chirurgie, sont les seuls travaux
de l'hiver auxquels doit se livrer l'élève : il faut
cependant y joindre les cliniques, qui sont de
tous les temps de l'année, et dont les leçons vivantes n'éprouvent aucune interruption. Quant
à l'élève, il peut se borner à n'étudier, pendant ce premier semestre, que l'anatomie et la
physiologie. Toutes les voix se réunissent même
pour n'admettre que cette seule occupation pendant les six mois d'hiver de la première année.
L'anatomie, surtout, réclame une attention particulière ; car, pour la physiologie, l'élève peut

se borner à n'en connaître que les plus simples élémens. Ses grandes vérités, ses nombreux détails et ses brillantes applications, peuvent se remettre à d'autres temps ; mais l'anatomie, proprement dite, se compose d'objets si multipliés, et présente, d'une autre part, tant de difficultés à vaincre, qu'on ne saurait trop tôt surmonter les unes, et se rendre les autres familières. Je ne parle point ici du but d'utilité générale qu'elle présente : les détracteurs même de sa connaissance minutieuse ne peuvent s'empêcher d'avouer qu'elle est indispensable pour quiconque veut se livrer à l'étude de quelques-unes des branches de la science médicale. Que dirait-on d'un architecte qui, voulant bâtir une maison commode, mais solide, en négligerait les fondemens ? Eh bien ! croyez-en les conseils des hommes les plus recommandables, votre propre intérêt : c'est à la connaissance scrupuleuse de l'anatomie que vous devrez les succès qui , dans la suite, couronneront vos travaux ; elle seule vous prépare à celle de toutes les autre branches de la médecine ; elle seule vous en facilite l'étude : l'anatomiste seul peut juger de la futilité des systèmes en médecine ; lui seul connaît et signale les erreurs qui, malgré l'autorité d'un nom célèbre, se glissent quelquefois dans les meilleures productions médicales.

Nos petits Hippocrates modernes, que le travail et le dégoût attachés à l'étude de l'anatomie, et leur insouciance pour une solide instruction rendent étrangers à cette belle science, ne cessent de crier que le vieillard de Cos, quoique peu versé en anatomie, n'en fut pas moins un très-grand et très-célèbre médecin : cela est, en effet, prouvé pour Hippocrate. Mais que conclure de ce raisonnement ? Qu'on peut comme Hippocrate, être un médiocre anatomiste ; mais n'en être pas moins un très-mauvais médecin. Bordeu, il y a vingt-cinq ans, et de nos jours Cabanis ont semblé vouloir jeter quelque défaveur sur l'enthousiasme avec lequel les esprits se sont tournés, dans ces derniers temps, vers l'étude minutieuse de l'anatomie ; mais l'un et l'autre ont donné contre eux des armes trop puissantes, pour qu'il soit nécessaire de les réfuter : le beau travail du premier, sur les glandes et le tissu muqueux ; les nombreuses et savantes productions du second, prouvent, au contraire, que ces deux hommes célèbres n'étaient pas seulement comme Hippocrate, de très-grands médecins, mais étaient aussi de savans anatomistes. Un homme de génie, d'ailleurs, ne peut pas rester au-dessous de son siècle.

Cabanis, lui-même, n'a-t-il pas dit dans son ouvrage sur *la Réforme de la Médecine :* « L'anatomie, considérée comme descriptive, n'a pour ainsi dire point de bornes : à mesure que les objets les plus frappans sont éclaircis, d'autres moins faciles à saisir se présentent ; de nouveaux mondes s'ouvrent devant nous ; et les bornes de l'horizon reculent toujours, au moment que nous croyons les atteindre. » Qu'ont fait les hommes avides d'instruction, si ce n'est de suivre cette filiation de découvertes puisée dans la nature même des choses.

L'étude de l'anatomie suppose nécessairement deux choses : la théorie et la pratique, ou les dissections. Les cours de l'école de médecine de Paris offrent, à cet égard, les plus nombreuses et les plus précieuses ressources. MM. Chaussier et Duméril, chargés de cette partie de l'enseignement, ne laissent rien à désirer, soit pour la solidité des principes, soit pour l'exactitude des descriptions. Mais il faut l'avouer, c'est surtout dans les amphithéâtres particuliers qu'on puise une instruction plus positive ; d'ailleurs, la théorie est peu de chose sans les dis-

sections, et celles-ci exigent un nombre considérable de cadavres, qu'on ne peut facilement se
procurer que là. Les démonstrateurs particuliers eux-mêmes, animés d'une noble émulation,
jaloux de captiver la confiance des élèves et
d'en attirer un très-grand nombre, mettent,
dans leur enseignement, un zèle et une activité
dont tous les avantages sont pour ceux qui suivent leurs leçons : car il ne faut pas se dissimuler que l'enseignement particulier de l'anatomie exige des efforts et un courage à toute
épreuve. La répétition continuelle des mêmes
objets, les dégoûts attachés à la vue et à l'odeur
des matières animales en putréfaction ; la dé-
monstration orale dans des lieux le plus souvent
humides et malsains ; les courses nocturnes et
les travaux du cabinet, sont plus que suffisans
pour ébranler la santé la plus parfaite et détruire sans ressource le tempérament le plus solide. Bichat, Legallois, moissonnés au printemps
de vos jours, vous fûtes les victimes de votre zèle et
de votre dévouement pour l'instruction ! Mais que
ne peuvent l'amonr du travail et la noble ambition
de la gloire , chez des hommes dont tous les momens doivent être un jour consacrés au soulagement de leurs semblables ! J'ai dit ailleurs :

temps, repos, santé, la vie même, tout n'est il pas sacrifié pour arriver péniblement à une réputation éphémère, qu'un instant peut détruire sans retour, et que les cris de l'envie ne cessent de vous disputer?

Ce qu'il faut dans le professeur pour transmettre aux autres le fruit de ses travaux et de ses connaissances, il le faut à ceux qui l'écoutent, pour profiter de l'instruction qui leur est donnée, surtout quand c'est pour la première fois qu'ils étudient l'anatomie. Mais une chose que l'élève ne doit pas perdre de vue, c'est de ne jamais interrompre l'ordre et l'enchaînement des diverses parties de son instruction ; c'est de ne jamais passer à un objet nouveau, sans connaître parfaitement ce qui a précédé, et de suivre scrupuleusement ce sage précepte de Descartes, qui recommande « de conduire par ordre ses pensées, en commençant par les objets les plus simples et les plus aisés à connaître, pour monter peu à peu par degrés aux connaissances les plus compliquées. »

On conçoit que, pour parvenir à ce but, l'élève ne doit pas manquer une leçon ; car dès que vous interrompez la liaison et la suite des démonstrations anatomiques, il est très-difficile de se remettre au courant : ces vérités, qui sont triviales, à force d'être répétées, s'appliquent également à l'étude de toutes les sciences, et quiconque n'en fait pas la base et la règle de sa conduite en étudiant, court les risques de n'acquérir qu'une instruction superficielle, et de n'avoir par la suite que des succès éphémères. La marche de l'esprit humain et l'enchaînement des idées, ne permettent point de suivre une autre route. Locke et Condillac l'avaient bien senti, puisque c'est sur cette grande et importante vérité que repose leur système d'éducation.

Le dernier s'exprime ainsi : « On verra que la vraie et l'unique méthode, est de conduire un élève du connu à l'inconnu ; qu'il suffit, par conséquent, de commencer par ce qu'il sait, pour lui apprendre quelque chose qu'il ne sait pas encore, et le faire passer, sans effort, à une connaissance nouvelle : il faudrait seulement être attentif à ne franchir aucune des idées intermédiaires. » Aussi serait-il peut-être plus important qu'on ne pense, avant de permettre l'entrée des Ecoles à un élève, de s'assurer du degré de son intelligence particulière, de la plus ou moins grande facilité qu'il a à saisir les divers points de vue sous lesquels une idée peut être envisagée, afin de l'habituer à avoir un jugement sain et une logique lumineuse, à mesure qu'il avancera dans la carrière de ses études. Combien ne voyons-nous pas de jeunes gens, dont l'éducation a été peu soignée, il est vrai, et les humanités mal faites ou totalement négligées, employer un travail long et opiniâtre dans leurs études médicales, et ne recueillir, après tant de peines, que les fruits amers d'une instruction tronquée et incomplète. Que sont les mots dans une science, sans le raisonnement qui les classe, et le jugement qui en apprécie la valeur? Cette digression, un peu longue peut-être, paraîtra moins déplacée, si on réfléchit à quelles conséquences fâcheuses expose, dans la pratique de la Médecine, une instruction mal digérée.

J'observais plus haut, que l'élève devait surtout s'appliquer à ne point interrompre l'ordre et l'enchaînement des leçons auxquelles il assiste: il le doit, surtout pour l'anatomie, qui occupe ses premières veilles. Une autre attention non moins importante, c'est de faire marcher, autant que cela se peut, les dissections avec la théorie de l'anatomie, et de ne point confier ces dernières à des mains étrangères ; quiconque n'a point disséqué et vu par lui-même, ne connaît jamais bien l'anatomie. Je n'ignore pas combien cela est difficile la première année, et que l'élève se trouve très-souvent obligé d'avoir recours aux personnes chargées de surveiller les travaux anatomiques de l'amphithéâtre; mais il faut user sobrement de cette ressource.

Je crois avoir fait disparaître , au moins en partie, ces inconvéniens , en publiant mon *Manuel de l'Anatomiste* (*) , dans lequel je me suis attaché à présenter une *Méthode raisonnée sur la manière de préparer soi-même toutes les parties de l'anatomie.* La description de ces mêmes parties, placée immédiatement après le mode de préparation , est succincte, il est vrai, mais complète et assez étendue même pour tenir lieu, dans les premiers temps, d'ouvrages indispensables par la suite , mais trop longs, peut-être , pour ceux qui entrent dans la

---

(*) Manuel de l'Anatomiste, ou Traité méthodique et raisonné sur la manière de préparer soi-même toutes les parties de l'anatomie, suivi d'une description succincte, mais complète, de ces parties ; 3e édition. Paris, chez Merlin, Libraire , quai des Augustins. Prix, 7 fr., et 9 fr. par la poste.

carrière anatomique. *Cet ouvrage élémentaire* offre un autre avantage : les médecins qui, depuis long-temps, ont perdu de vue l'anatomie et ses détails, les chirurgiens des petites villes et des campagnes, les officiers de santé des armées, qui, par la nature de leur service actif et ambulant, ne peuvent se charger d'une nombreuse bibliothèque ; les aspirans au doctorat y trouveront, en peu de mots, tout ce qu'il leur importe de connaître.

Ai-je atteint un véritable but d'utilité en publiant mon *Manuel*, ou n'ai-je fait que multiplier, sans besoin, le nombre, déjà très-grand, des ouvrages sur l'anatomie ? C'est ce qu'il me serait difficile de dire, malgré le louable motif qui m'a fait entreprendre ce travail, malgré les soins et le temps qu'il a fallu y consacrer (*) : le désir que m'avaient manifesté plusieurs personnes de mérite, de

______

(*) Cette question que je me faisais à moi-même, en publiant pour la première fois l'ouvrage que je réimprime aujourd'hui, n'est plus un problême, et se trouve résolue par les trois éditions successives de mon *Manuel de l'Anatomiste*, auxquelles il faut ajouter deux contrefaçons. Une 4ᵉ édition est sur le point de paraître.

me voir travailler à un pareil ouvrage ; les demandes réitérées des élèves qui suivaient mes leçons ; l'embarras où j'ai vu la plupart d'entre eux ; les difficultés que j'ai eues moi-même à surmonter dans mes premiers travaux anatomiques, ont été, je l'avoue, les puissans motifs qui m'ont déterminé à composer mon *Manuel.* D'ailleurs, à l'exception de Lieutaud, les anatomistes qui m'avaient précédé, avaient gardé le plus profond silence sur cet objet ; et malgré mon respect pour le travail de Lieutaud, je ne pouvais me dissimuler que, dans l'état actuel de nos-connaissances, son ouvrage ne remplissait que très-imparfaitement le but que je me proposais d'atteindre.

A l'époque de la première publication de mon ouvrage, le rédacteur d'un *Journal de Médecine*, dont j'honore le savoir et prise la critique sage et éclairée, a paru cependant m'adresser un reproche, en rendant un compte, d'ailleurs très-flatteur, de *mon Manuel de l'Anatomiste.* Il s'était attaché à relever le mérite des Précis de Médecine et de Matière Médicale de Lieutaud, dont j'avais parlé, un peu légèrement peut-être, dans mon introduction, en disant que ces *deux ouvrages étaient au-*

dessous de la réputation de l'auteur. Cabanis, dont l'opinion est aussi de quelque poids en médecine , s'exprime ainsi sur le médecin d'Aix. « Lieutaud, qui fut un homme de bon sens et même de quelque esprit, quoique d'ailleurs *ses deux Précis de matière médicale et de pratique soient au-dessous du médiocre* , etc. » Plus bas il ajoute : « Lieutaud avait porté ses vues plus loin ; il avait voulu , dans ses *Essais Anatomiques* , décrire les objets précisément comme pourrait les chercher ou les découvrir l'inventeur même de la science , en supposant qu'un seul homme fût capable d'en suivre tous les travaux et d'en faire toutes les découvertes. Cette vue était belle ; mais *l'auteur en a manqué totalement l'exécution.* »

Je suis loin de m'appliquer ce que dit ensuite Cabanis, sur les travaux de ceux qui viendront après Lieutaud : mon zèle fut louable , je le crois , quoique les résultats soient loin peut-être d'avoir répondu à mes efforts. J'ai montré la route : quelque anatomiste, doué d'un plus grand talent, achèvera, je l'espère, ce que je n'ai fait qu'ébaucher ; mais j'ose prédire que tout autre plan que le mien ne remplira qu'imparfaitement les vues d'utilité que j'ai conçues. Je reviens à mon objet.

L'étude des fonctions de l'économie animale, se lie tellement avec celle de ses élémens constitutifs, qu'elle ne peut plus en être séparée. Cependant je crois que l'élève peut se dispenser, le premier hiver, d'étudier à fond la physiologie : je crains d'autant moins de lui donner ce conseil, que je sais, par expérience, que les élèves reviennent volontiers, et avec beaucoup de plaisir même, à cette brillante partie de l'histoire naturelle de l'homme. Elle a tant d'attraits, cette physiologie ; son étude exige si peu d'efforts, que, malgré soi, c'est l'objet de ses travaux auquel on donne sans peine les momens les plus longs : je dois avertir seulement que son étude ne doit pas faire négliger celle de l'anatomie, qui est beaucoup plus riche en faits, plus solide, et sans laquelle même on n'est jamais qu'un très-médiocre physiologiste.

Les élèves qui ont de grandes dispositions, ceux dont l'imagination plus vive et plus ardente, se porte aussi sans peine sur un plus grand nombre d'objets à la fois, ceux enfin dont l'avide curiosité semble pour ainsi dire vouloir embrasser toute la médecine, pourront joindre l'étude de la chimie, à celle de l'anatomie et de la physiologie; mais vouloir aller plus loin, c'est outrepasser le but, c'est le manquer, et mettre la confusion à la place des connaissances solides et véritables.

Ière année.
Semestre d'été.

Au semestre d'hiver de la première année, succède immédiatement le premier semestre d'été; à cette époque, l'anatomie et la physiologie doivent être abandonnées, pour faire place à d'autres occupations. Les matinées plus longues donnent aussi la facilité de se lever de plus grand matin. On peut donc commencer alors à suivre les cliniques, qu'il eût été inutile et même impossible de fréquenter plus tôt. La nécessité de passer beaucoup de temps dans les amphithéâtres, l'air un peu vicié qu'on y respire, et, plus que tout cela, le défaut de connaissances suffisantes pour mettre à profit la fréquentation des hôpitaux, doivent, pendant le premier semestre de la première année, interdire les cliniques à l'élève. Je reviendrai plus bas sur les avantages de ce genre d'instruction, et j'indiquerai les moyens d'en retirer le plus de fruit possible. Cet objet est assez important d'ailleurs, pour qu'on me permette alors de m'y livrer avec quelque étendue.

Les deux pathologies, la théorie des opérations chirurgicales, et un cours de chimie générale seront les occupations du premier semestre d'été : il est même indispensable de poursuivre l'étude des premières pendant le second semestre d'hiver, et de faire alors marcher de front l'anatomie et la pathologie : cette dernière se compose de la description des maladies, et de cette manière se trouve comprendre également la séméiotique. La nosologie est une science toute nouvelle que l'on doit à Sauvages, quoique l'idée de classer les maladies ne lui appartînt pas ; avant lui, Sidenham et Boerhave avaient imaginé cette distribution, qu'il a exécutée, il est vrai, avec le plus grand succès. On lui reproche, avec juste raison, d'avoir souvent multiplié sans motif le nombre déjà trop grand des infirmités humaines, et même d'avoir considéré comme des maladies réelles et positives, certaines affections qui n'étaient elles-mêmes que des symptômes d'autres maladies.

Les progrès qu'ont faits de nos jours l'anatomie et la physiologie, les heureuses et brillantes applications que la médecine-pratique en a retirées, font espérer que les cadres nosographiques présenteront désormais une perfecion, dont l'étude de la médecine retirera les plus grands avantages. L'ouvrage du professeur Pinel vient à l'appui de cette vérité. Quant à la pathologie elle-même, elle a été divisée par les scolastiques, en interne et en externe. Cette division, consacrée par le temps, est encore maintenue de nos jours avec rigueur ; et quoiqu'elle ne soit peut-être pas trop exacte, il faut la conserver. Les principes généraux de l'une et de l'autre peuvent être sans doute présentés sous un seul et même point de vue ; mais il faut absolument distinguer ensuite l'histoire des maladies qui appartiennent à la médecine externe, de celles de la médecine interne, à moins qu'on ne veuille tout bouleverser, et marcher ensuite dans ses études médicales sans ordre ni méthode.

Le nom de nosographie, substitué par les modernes à celui de pathologie, ne change rien à la chose, mais il est préférable sous le rapport de l'expression technique : la même méthode convient également pour l'une ou l'autre nosographie; car elles doivent procéder par les mêmes moyens d'analyse et d'enchaînement : chacune se divise elle-même en générale et en particulière ; et je n'ai pas besoin de dire qu'il faut être très-familier avec les principes généraux de cette science, avant

de passer à l'exposition des faits particuliers.
Nous ne partageons point l'opinion d'un médecin moderne (le docteur Broussais), qui pré-
tend que rien n'est plus difficile à retenir que
les propositions générales déduites comme cor-
rollaires, des faits particuliers, quand ces derniers n'ont pas été pour nous l'objet d'une étude
spéciale. Mais la pathologie générale, ou pour
mieux dire des généralités sur la pathologie, et
si l'on veut même, des prolégomènes sur cette
science, tels que nous l'entendons, ne doivent avoir pour objet que de présenter des notions claires et exactes et une théorie lumineuse
sur les causes, le siége, les signes et la classification des maladies. Je soutiens qu'un élève
qui a déjà étudié l'anatomie et qui sait un peu
de physiologie, sera très-en état de saisir l'ensemble des objets présentés dans un cours de pathologie générale, et qu'il n'a pas besoin à chaque
instant *d'invoquer les faits particuliers qu'il
auroit étudiés, les uns après les autres,
dans des ouvrages de médecine - pratique.*
Ce n'est pas seulement pour l'étude des pathologies que cet avertissement est nécessaire ; il convient d'en faire également l'application à toutes
les autres branches de la science médicale ; c'est

pour avoir négligé de s'arrêter avec soin aux prolégomènes d'une science quelconque, qu'on se trouve si souvent embarrassé pour en bien saisir les nombreux détails, qui ne sont cependant que les élémens d'un tout parfait, dont les vérités générales et préliminaires sont comme les fils qui en lient les diverses parties.

De toutes les branches de la médecine, la pathologie est peut-être celle qui présente le moins de perfection. Sans doute, il ne faut en accuser que l'immensité des faits dont elle se compose : cependant les ouvrages *ex professo* publiés sur cette matière ne manquent pas ; les mémoires particuliers sont encore plus nombreux : les monographies se sont beauconp multipliées dans ces derniers temps ; mais la lecture des uns et des autres demande du choix et du discernement.

Depuis l'organisation de l'école, telle qu'elle existe aujourd'hui , la pathologie interne a été professée par MM. Pinel et Bourdier , et la pathologie externe par M. Lassus, et depuis par M. Richerand, avec un éclat qui fait espérer que les efforts de ces savans ne seront point perdus pour la science ; tout porte à croire, au contraire, que le temps n'est pas éloigné où cette partie de l'art médical rivalisera de succès et de perfection avec les autres branches de la médecine.

Si l'élève se pénètre bien de l'obligation d'étudier avec beaucoup d'assiduité et de méthode l'une et l'autre nosographie, il résultera pour lui, entr'autres avantages, celui de reconnaître, au lit du malade, les nombreuses altérations dont sa mémoire doit, à chaque instant, lui retracer le portrait fidèle : l'étude de la pathologie n'a point d'autre but, et l'application de ses principes ne peut se faire qu'auprès des malades eux-mêmes.

Je sais que plusieurs médecins ne professent pas la même opinion : ils voudraient, au contraire, que l'élève fût conduit de suite, et, pour ainsi dire, vierge encore de toute lecture médicale, auprès des malades, pour y reconnaître, par la vue répétée des maladies, l'ordre et la marche des dérangemens qui surviennent à notre économie. On conçoit que dans l'enfance de l'art, lorsque les bons ouvrages manquaient ou se trouvaient en petit nombre et d'une difficile acquisition, cette méthode pouvait présenter de grands avantages, comme elle était peut-être la seule convenable ; mais dans l'état actuel de l'enseignement médical, elle entraînerait beaucoup d'inconvéniens, et ferait perdre un temps très-considérable.

Quelle que soit, d'ailleurs, la marche que l'on suive, la pathologie demande du temps et une grande application : aussi est-ce à cette partie longue et difficile de son instruction, que nous désirons que l'élève sacrifie le plus de momens, et donne le plus d'attention. Selon qu'il se destine à l'exercice de la médecine ou de la chirurgie, il doit alors poursuivre plus long-temps et étudier avec plus de fruit l'une ou l'autre des deux pathologies.

Malgré l'excellence du cours de pathologie que faisait M. Lassus à l'école, et dont M. le professeur Richerand est aujourd'hui chargé, les élèves ont marqué depuis quelques années un goût particulier pour celui que fait M. Boyer, à l'hospice de la Charité. Nous croyons ce dernier d'autant plus profitable, qu'il dure toute l'année, se fait tous les jours, et s'alimente nécessairement des cas nombreux de pratique qu'offre la grande quantité d'individus reçus à l'hospice de la Charité, et dont les maladies particulières deviennent ainsi des applications vivantes et toujours nouvelles des principes émis par l'habile professeur. Quelques autres cours particuliers faits sur la même matière, offrent également aux élèves la facilité de se perfectionner dans cette branche importante de leurs études médicales. Parmi ces derniers, nous signalerons celui de MM. Marjolin et Roux, pour la pathologie externe, et ceux de MM. Fouquier, Lugol, Broussais et Chomel, pour l'interne.

La théorie des opérations chirurgicales, et un cours de chimie générale doivent remplir les momens que ne prend point l'étude de la pathologie, et completter le premier semestre d'été; mais comme l'élève sera obligé de revenir sur les opérations et principalement sur la chimie, il peut se dispenser, la première année, de leur donner une grande application.

Il ne se fait point de chimie à la faculté pendant l'été, ni de cours d'opérations : c'est donc dans les écoles particulières que l'élève doit chercher ce genre d'instruction. Quelles que soient celles auxquelles il donne la préférence, nous nous faisons un devoir de l'avertir que le Muséum d'Histoire Naturelle (Jardin du Roi) lui offre, pour la chimie, les plus précieuses ressources. Le cours de chimie générale qui s'y fait tous les ans, est précisément celui qui convient le plus aux élèves qui ne sont point encore initiés dans les secrets de cette belle science : munis des connaissances générales qu'ils puiseront dans ce cours, ils pourront alors retirer le plus grand fruit de celui de l'Ecole, qui est aussi plus directement applicable à l'art de guérir, et qui, sous ce rapport, convient davantage à l'étudiant en médecine.

La théorie des opérations chirurgicales ne demande qu'une légère application, car elle se trouve liée avec l'étude de la pathologie externe, dont elle fait partie : un cours suffira, parce que l'année suivante, la pratique des opérations exigera qu'on revoie avec beaucoup d'attention tout ce qui concerne leur théorie.

Au semestre d'été succèdent les vacances, après lesquelles les études reprennent leur cours accoutumé. Pour l'élève, les vacances sont un temps précieux, non pour se livrer aux plaisirs et s'abandonner à une honteuse oisiveté, mais pour mettre en ordre les connaissances qu'il a dû acquérir pendant l'année qui vient de s'écouler ; car qu'il se le persuade bien, il est obligé, de temps en temps, de faire une espèce d'inventaire de ses connaissances ; sans cela, comment pourra-t-il mettre de l'ordre dans les objets

de son instruction , et savoir s'il peut faire succéder de nouvelles études à celles qui l'ont déjà
occupé : c'est ce qui n'arrive que trop souvent.
L'élève croit posséder tout ce qui a été dit dans
un cours, parce qu'il l'a suivi ; et sans autre
garantie, il continue à en fréquenter de nouveaux qui effacent de sa mémoire ce qu'il croyait
savoir : une fois cette marche prise , on ne peut
se décider à revenir sur ses pas ; on se persuade
n'en point avoir besoin, et on manque ainsi le
but de ses travaux. Depuis quand d'ailleurs,
croit-on que la médecine peut s'apprendre sans
ordre et sans méthode ; que le développement
et la filiation des diverses parties qui la composent, peuvent entrer , sans peine et sans
effort, dans l'esprit le moins cultivé ? La marche
de l'entendement humain et l'enchaînement des
idées se refusent à cette étrange manière de
voir : aucune science, au contraire , n'exige des
efforts plus soutenus, et une marche analytique
plus rigoureuse que la médecine : les objets qui
la composent sont si multipliés , et son étude
est quelquefois hérissée de tant de difficultés ,
qu'on peut avancer hardiment que l'élève qui
ne mettra pas tous ses soins à étudier avec beaucoup de méthode, perd son temps , ne s'instruit

pas, et de cette manière est destiné à augmenter la foule de ces guérisseurs, la honte de l'art et de leur siècle. Une folle envie de savoir, la présomption de croire qu'on peut tout apprendre en même temps, une certaine facilité que donne la jeunesse, et l'activité d'esprit propre à cet âge, portent quelques élèves à suivre indistinctement tous les cours de la saison, sans choix comme sans méthode : accumulant ainsi dans leur tête une foule d'objets souvent incohérens et toujours mal digérés, ils étouffent les germes des heureuses dispositions qu'ils avaient apportées en arrivant dans les écoles, et détruisent ainsi, sans retour, les espérances qu'ils avaient données.

> Sumite materiam vestris, qui *discitis*, œquam
> Viribus, et versate diu , quid ferre recusent,
> Quid valeant humeri............ HORACE.

Ceux qui suivront le plan que nous avons cru devoir leur tracer, n'auront point à craindre de mériter de pareils reproches : pour s'épargner des regrets superflus, ils reviendront, comme je l'observais plus haut, pendant les vacances, sur les objets qui les ont occupés dans le courant de l'année ; mais pour retirer de grands avantages d'un pareil travail, il est indispensable de prendre des notes des différens cours auxquels on assiste. Je ne pense pas qu'il soit nécessaire, comme le font quelques jeunes gens, de transcrire à la hâte, et souvent d'une manière indéchiffrable, toute la leçon du professeur : en bien saisir et les faits principaux et l'enchaînement qui les lie , conserver très-exactement l'ordre et la méthode que suit le professeur, voilà ce qu'il importe de prendre en notes. Cette marche, il est vrai, demande de la sagacité et beaucoup de justesse dans l'esprit, et tous les élèves n'en sont pas également pourvus ; mais je soutiens que celui qui n'est pas en état de faire l'analyse d'une leçon ou d'un cours entier, le sera bien moins de débrouiller l'espèce de chaos qu'il aura entre les mains, s'il a transcrit sans discernement tout ce qui est sorti de la bouche du professeur, pendant une heure entière que dure ordinairement une leçon. Au reste, on ne peut donner ici que des préceptes très-généraux ; et c'est, d'ailleurs, un des plus grands inconvéniens de l'enseignement oral et public. Ces inconvéniens cependant seraient peu de chose, si on n'admettait, pour étudier la médecine, que des jeunes gens qui déjà eussent appris l'art de distribuer leurs idées, de les

classer, et dont la logique fût, pour ainsi dire ,
formée. Mais poursuivons notre objet.

2ème année.
Semestre d'hiver.

A la rentrée des écoles, l'élève doit reprendre
l'étude de l'anatomie et de la physiologie, con-
tinuer les pathologies, et se perfectionner dans
la chimie : de cette manière, ses travaux se
multiplient, mais sans se nuire ; et, sans être
compliquées ni surchargées, ses études deviennent seulement plus variées. Je n'ai rien à ajouter
à ce que j'ai dit des pathologies, je passe donc
à l'anatomie et à la chimie. Plus fort et plus
exercé aux travaux de la première de ces sciences, l'élève doit s'en occuper pendant la deuxième
année, de manière à n'y plus revenir, au moins
quant à la théorie ; car, pour les dissections, il
ne peut trop s'y livrer ; et comme, à cette époque
de ses travaux anatomiques, les objets lui sont
plus familiers, il lui reste aussi plus de temps, ce
qui lui permet de prendre une grande connaissance de la physiologie, qu'il doit posséder à
fond et dans tous ses détails à la fin du second
semestre d'hiver.

La chimie a fait depuis quelque temps de si
grandes découvertes, et ses progrès ont été si
remarquables, qu'elle présente, soit dans les
ouvrages publiés jusqu'ici, soit dans son en-

seignement, une perfection telle , qu'on doit s'attendre à n'éprouver que de faibles obstacles dans l'étude de cette science. La facilité qu'on y trouve et les progrès rapides qu'on y fait, éblouissent plusieurs jeunes gens, qui négligent le véritable but de leur instruction pour s'occuper, avec trop de complaisance, peut-être , d'une branche de la médecine , dont l'utilité pour eux ne saurait être contestée, il est vrai, mais à laquelle cependant il ne faut pas consacrer tous ses momens.

La chimie ne s'apprend point dans les livres, mais dans les cours faits en grand, où les expériences, souvent répétées et exécutées avec habileté, parlent plus aux yeux qu'à l'esprit. De tous ceux qui se font dans les diverses écoles publiques de Paris, il n'en est point de plus complet que celui de la Faculté de Médecine; le mérite éclatant des deux professeurs chargés de cette branche de l'enseignement médical, les moyens de toute espèce prodigués par l'Ecole pour donner à ce cours l'éclat dont il brille, les noms des Déyeux, des Vauquelin, ne contribuent pas peu, il est vrai, à entraîner la foule des éléves à leurs leçons. Je ne puis parler du cours de chimie sans rappeler à l'attention de mes jeunes lecteurs un homme enlevé trop tôt à l'enseignement et à la science, mais dont le nom ne périra jamais.

Ceux qui ont entendu M. Fourcroy, ont surtout été frappés de la clarté et de l'ordre admirable avec lesquels chez lui les idées les plus brillantes et les plus fécondes se développaient et s'enchaînaient ; c'est à ces qualités précieuses qu'il dut les succès qui couronnèrent, il y a quelques années, les cours de chimie qu'il faisait à l'Ecole de Médecine. Après dix à douze leçons faites par le professeur Déyeux, dont le talent, dans les analyses et les expériences chimiques, ne peut être comparé qu'à celui des Vauquelin, des Klaproth, etc., M. Fourcroy résumait d'une manière aussi lumineuse que savante, dans une seule séance, tout ce qui jusque-là avait été offert à l'avide curiosité des élèves, et leur présentait ainsi le tableau rapide, mais complet, d'une foule de propositions dont le développement avait eu besoin de la marche lente, mais sûre, des expériences. C'est ainsi que je désirerais que tous les cours se fissent ; c'est de cette manière qu'étudient les bons esprits : tout ne peut pas rester dans la mémoire ; mais il est indispensable que les principes généraux, que les vérités fondamentales y soient fortement gravées, et nous ne connaissons pas de meilleur moyen, pour arriver à ce but, que celui que nous venons d'exposer.

Si l'élève a suivi avec soin la marche analytique que nous lui avons tracée jusqu'ici, il doit, à la fin du semestre d'hiver de la deuxième année, connaître parfaitement l'anatomie et la physiologie ; à cette époque, la pathologie doit également ment lui être assez familière, pour qu'il puisse faire alors une heureuse application des points de doctrine et du cadre nosologique qu'il s'est formé, aux maladies dont la fréquentation des hôpitaux lui fournit chaque jour le déplorable, mais utile tableau. Malgré la grande instruction qu'il retire de cette partie de ses travaux, loin d'abandonner encore l'étude de la science nosographique, il doit, au contraire, à mesure qu'il devient plus fort et plus instruit, comparer les diverses méthodes de classification des auteurs, leurs descriptions des maladies, s'habituer de bonne heure à se faire une idée précise et vraie d'une maladie dans son état de simplicité, et la ramener constamment à un système général de classification quelconque ; sans cette marche pénible, mais indispensable, il est impossible que, dans l'état actuel de la science médicale, il puisse rien entendre à la description desmaladies.

La chimie présente moins de difficultés ; la science et l'art, la théorie et les expériences marchent de front, et ne peuvent pas être isolées ; comme ces dernières sont exposées dans chaque séance par le professeur même, l'élève peut se dispenser de les répéter, à moins qu'il n'ait un goût décidé pour cette branche des sciences physiques.

2ème année.
Semestre d'été.

Aux travaux de l'hiver qui vient de s'écouler, succèdent immédiatement ceux du deuxième semestre d'été. D'autres études vont occuper l'élève, ils réclament même de sa part une attention plus particulière ; car il faut l'avouer, c'est ici la transition la plus défectueuse. En effet, passer de l'anatomie à la thérapeutique, de la chimie aux opérations chirurgicales, et de la pathologie à la botanique, n'est point suivre le conseil de Descartes que nous citions plus haut, ni les préceptes du professeur Cabanis. Mais tel est le sort attaché à toutes les institutions humaines, qu'un certain côté faible s'y fait toujours sentir ; ce qui doit d'ailleurs nous tenir en garde contre les efforts ambitieux de quelques génies, moins sages que hardis, qui, dans leurs conceptions-exaltées, voudraient nous persuader que la nature a, pour eux seuls, dévoilé ses secrets lesp lus cachés.

Les principes de la botanique, des élémens de matière médicale, et la pratique des opérations chirurgicales, telles seront les occupations de l'élève pendant le semestre d'été de la deuxième année. Ces divers cours demandent une assez longue application; mais quoique très-étendus, on peut les cultiver tous également avec le même succès, par le rare mérite et la grande perfection avec lesquels ces diverses branches de l'instruction sont professées. Comme la matière médicale est, pour ainsi dire, le résultat de la chimie et de la botanique, cette partie de la pathologie thérapeutique ne présente, pour l'élève, qu'une utilité et un intérêt encore éloignés; son but étant le mode d'application des substances que fournit la nature, ou que l'art prépare pour la guérison des maladies, elle ne peut être étudiée avec un grand fruit que l'année suivante. C'est ici surtout que les réformes, amenées par les découvertes de la chimie, ont été utiles et nécessaires : nous reviendrons plus bas sur cet objet.

Il n'en est pas de même de la botanique,

qui ne laisse rien à désirer , soit pour la perfection de ses méthodes, soit pour celle de son enseignement : on sait que son étude est très-
attrayante. Les objets dont elle se compose,
la manière dont elle est professée , sont les
principales causes de la prédilection qu'on lui
accorde. Qui ne serait en effet comme en-
traîné vers l'étude d'une science qui ne promet que de douces jouissances, et ne donne
que des occupations agréables ! C'est dans des
promenades charmantes , au milieu des plus
beaux jours de l'année , et en se jouant, pour
ainsi dire , que l'élève acquiert les plus précieuses connaissances de la botanique. Que de
motifs pour se livrer à son étude !

Avant Tournefort, tout n'était que confusion
et désordre dans la botanique : cet homme infatigable, doué du génie le plus fécond , classa
toutes les plantes, d'après un système qui fait
encore l'admiration des savans , malgré les
beaux travaux des Linné, des de Jussieu ; etc. :
c'est dans le jardin de l'Ecole de Pharmacie ,
rue de l'Arbalète, que les élèves peuvent aller
méditer le système de Tournefort : il y est conservé dans toute sa pureté ; au moment où il fut
imaginé, ce système ingénieux et brillant, donna

l'essor aux amans de la nature , et la botanique
fut alors cultivée avec une ardeur qui tint de
l'enthousiasme : ce fut Tournefort qui eut la
gloire de produire cette révolution ; et l'impulsion qu'il avait donnée , loin de s'affaiblir ,
produisit au contraire les plus heureux effets ;
mais le flambeau qu'il avait allumé , quoique
brillant de la plus vive lumière , pâlit un peu
devant le génie de Linné. Ce grand homme
éleva à la science de la nature , et en particulier
à celle de la botanique , un monument qui
sera respecté par les siècles. C'est d'après sa
méthode qu'est distribué le jardin de l'Ecole de
Médecine , nouveau bienfait offert à l'instruction des élèves.

Les systèmes de Tournefort et de Linné ,
créés par la vive imagination de leurs auteurs ,
avaient peut-être le défaut de ne point se rap-
procher assez de la marche de la nature dans la
formation et le développement des végétaux :
il était assez facile de s'apercevoir de cet inconvénient ; mais qui eût oser porter une
main sacrilége sur le système de Linné , objet
de la vénération de tous les savans ? Tenter un
pareil projet , était au-dessus des efforts des esprits vulgaires ; le génie de Jussieu l'exécuta

avec un succès qui mérita les éloges même des admirateurs les plus zélés de la méthode Linnéenne. Ce système, qui repose sur la germination des plantes, et qui est, pour ainsi dire, l'interprète fidèle des opérations de la nature dans la production des végétaux, est exposé au Muséum d'Histoire Naturelle, avec un soin digne des plus grands éloges.

L'élève peut donc choisir parmi tant de richesses offertes à son avide curiosité : à l'Ecole de Médecine, au Muséum, comme au Collége de Pharmacie, la botanique est professée avec une telle perfection, qu'on chercherait vainement à donner la préférence à l'une ou l'autre de ces trois Ecoles : les noms de Messieurs Richard, Desfontaines et Guyart, sont les garans de cette perfection. Cependant, malgré l'attrait et le charme attachés à l'étude de cette brillante partie de l'Histoire Naturelle, j'engage beaucoup l'élève à ne pas trop s'y abandonner ; car ses détails étant immenses, elle absorbe un temps considérable, et l'on sait que, pour exercer la médecine, il suffit de bien connaître ce qu'on appelle la physiologie ou physique végétale, et d'y joindre, après s'être fait une bonne idée d'un système quelconque, la connaissance des plantes les plus généralement admises dans le traitement des maladies : pour remplir plus complétement cet objet, l'élève suivra pendant ce deuxième trimestre d'été, les herborisations, qui ont le double avantage d'être utiles à sa santé, en lui offrant un exercice aussi agréable que salu-taire, et de le familiariser, sur le lieu même, avec les substances végétales qu'il emploîra plus tard pour la guérison des maladies.

A cette époque, se trouve également placée l'étude de la matière médicale, qui demande d'autant plus de soins et de discernement, que ses méthodes d'enseignement sont moins perfectionnées : mais comme il est indispensable de remettre à une autre année la connaissance approfondie de cette branche importante de la pathologie thérapeutique, je pense qu'on peut s'en tenir, pendant la première année, à ses notions les plus générales : un cours suffira. Le deuxième semestre d'été sera plus que suffisamment rempli par les opérations chirurgicales, les maladies des os, les bandages et appareils : l'élève peut même, s'il le préfère, remettre la pratique des opérations à l'hiver suivant ; la saison, beaucoup plus favorable, lui permet d'avoir à sa disposition une plus grande quantité de cadavres : d'ailleurs l'espèce de surcharge donnée aux travaux de l'été autorise cet arrangement ; à moins cependant que son activité et un grand amour du travail ne lui permettent pas de s'en tenir aux seuls objets que nous venons de lui indiquer, et qu'il croie pouvoir embrasser une série d'occupations plus étendues et plus variées. Car il faut le dire, quoique je me sois proposé dans cet ouvrage de diriger l'élève dans ses études médicales, en l'engageant à mettre de l'ordre et de la méthode dans son travail, je n'ai jamais prétendu retenir l'élan de celui qui, se sentant dévoré, pour ainsi dire, du vif désir de s'instruire, peut surmonter toutes les difficultés ; et ne connaît point de terme à son zèle. Pour lui, les règles sont dans l'ardeur qui l'enflamme ; mais que les jeunes gens ne s'y trompent pas : qu'ils ne prennent point pour du génie, un vain désir de tout savoir ; car ils ne peuvent pas ignorer que les ouvrages les plus parfaits sont aussi ceux où respirent le plus de goût, de raison et de méthode.

Les maladies des os sont aussi fréquentes que variées ; les ulcères, les plaies, ne le sont pas moins : les unes et les autres demandent, pour leur guérison, autant d'adresse dans l'ap-

plication des moyens topiques ou mécaniques,
que de savoir et de talent pour ordonner ces
moyens, et les employer à propos : c'est aux
armées, à la suite d'une grande bataille, qu'on
doit faire preuve d'une habileté aussi active
qu'industrieuse dans le pansement des blessés ;
c'est là que les momens se comptent, et qu'il
faut les mettre à profit. Que l'élève se fami-
liarise donc de bonne heure avec les bandages
et appareils ; qu'il ne borne pas son ambition
à ne connaître que ceux dont parlent les ouvrages publiés sur cette matière ; qu'il s'attende,
au contraire, à rencontrer dans la pratique,
des circonstances multipliées où il sera obligé
de varier à l'infini, et de suppléer sans cesse
aux connaissances qu'il pourrait avoir acquises
sur cet objet. Les livres ne peuvent pas tout apprendre ; mais on peut avancer avec certitude que
l'élève qui se sera le plus familiarisé, pendant ses
études, avec le Manuel des bandages et appareils, sera aussi moins embarrassé lorsqu'il faudra
créer de nouveaux moyens de guérison, pour
quelques espèces de dérangemens ou de maladies
chirurgicales, qui ne se trouvent point décrites
dans les Traités les plus généralement estimés.

Les cours de l'Ecole offrent, sur cet objet,

les plus grandes ressources ; mais comme c'est pendant l'hiver que le professeur Lallement démontre , avec cette clarté et ce profond savoir qu'on lui connaît, les bandages propres aux maladies des os , dont il est chargé de faire le cours ; comme les élèves , excepté ceux qui sont attachés spécialement à l'Ecole (et c'est le petit nombre), n'y sont point exercés, c'est dans les cours particuliers qu'ils chercheront à se perfectionner dans cette branche de leur instruction,

Mais on ne peut se dissimuler que les grands hôpitaux ne soient la véritable Ecole qu'ils doivent fréquenter : c'est là que s'exerce, tous les jours, le génie inventif des habiles chefs qui les dirigent. Nous reviendrons plus bas sur cet objet, en parlant des cliniques.

3ème année.
Semestre d'hiver. Ce que nous avons conseillé à l'élève de faire pendant les vacances de la première année, doit être observé, à plus forte raison, pendant celles de la seconde : cela devient d'autant plus indispensable , à mesure qu'il avance dans le cours de ses études, que les objets de son instruction se multiplient davantage , exigent une attention plus soutenue, et deviendraient bientôt la source d'une confusion dont il ne pourrait plus sortir, s'il n'a pas

l'attention de classer dans son esprit, avec beaucoup d'ordre et de méthode, les faits nombreux
qui auront été présentés à ses méditations pendant le cours de cette seconde année.

L'hiver de la troisième année le rappelle dans
les amphithéâtres, où l'anatomie réclame encore
ses soins. Cette fois, à la vérité, il peut se dispenser d'en suivre la théorie, il peut même se
borner aux dissections les plus pénibles et les
plus embarrassantes, comme celle des nerfs, de
certaines artères, du cerveau, des yeux, etc.;
mais s'il donne moins de temps à l'anatomie descriptive proprement dite et aux dissections, il
doit, pour y suppléer, et pour remplir utilement
ses momens, s'occuper d'anatomie pathologique,
dont l'étude se trouve alors très-bien en rapport
avec les occupations des hôpitaux ; car, à cette
époque, on ne doit plus manquer de suivre les
cliniques : les occasions fréquentes qu'on a de
faire soi-même ou de voir faire des ouvertures
de cadavres, fournissent les moyens de constater la vérité des faits exposés dans le cours d'a-
natomie pathologique, et d'en multiplier, pour
ainsi dire, les preuves à l'infini.

Le goût et l'étude de l'anatomie pathologique
ne datent que de quelques années : les beaux

travaux des Morgagni, des Bonnet, des Lieutaud , des Portal, n'étaient médités que par un
petit nombre de savans médecins qui, se bornant
à en apprécier le mérite éclatant, ne cherchèrent
point à en répandre l'étude. Bichat, heureux
émule de ces hommes célèbres, donna une impulsion manuelle à l'étude de l'anatomie pathologique. On doit d'autant plus regretter de
l'avoir perdu que, joignant l'exemple au précepte, l'anatomie pathologique allait enfin prendre entre ses mains le rang qu'elle doit occuper
dans l'étude de la science de l'homme. Nous ne
pouvons trop recommander à l'élève de lui consacrer de nombreux instans : elle seule peut éclairer
le praticien dans la conduite qu'il doit tenir, relativement à une infinité de maladies, qu'il lui
serait difficile de connaître sans son secours. Le
beau travail du professeur Corvisart, sur les
maladies organiques du cœur, vient à l'appui
de ce que j'avance. Dans cette étude, cependant, il faut savoir s'arrêter, être en garde
contre soi-même : il faut avoir bien examiné,
avant de décider si telle ou telle affection mor-
bifique est la cause véritable de la mort du sujet.
Les erreurs les plus grossières sont ici à côté des
plus grandes vérités ; et les méprises, même lé-

gères, ne peuvent conduire qu'à des raisonne-
mens faux, à une pratique hasardense et funeste.
On doit donc, dans l'autopsie cadavérique et
dans l'examen attentif des désordres qui ont
amené la mort du malade, savoir bien distinguer ce qui appartient à la maladie, de ce qui
n'est que l'effet de la mort. Dans ce dernier état,
en effet, la couleur, la consistance, le volume
des viscères ne sont plus les mêmes; les fluides,
étrangers à la maladie qui a été la cause de la
mort, s'épanchent dans les cavités, filtrent à tra-
vers le tissu des parties, peuvent en imposer sur
leur véritable nature, et sur la cause de leur
épanchement : la situation des parties n'offre pas
moins de variété : tout concourt donc à en imposer à l'esprit et aux sens dans les ouvertures
de cadavres : or, ne vaudrait-il pas mieux, dans
cette espèce d'incertitude, renoncer aux faits
équivoques, pour ne s'en tenir qu'aux vérités
bien démontrées, et préférer une instruction
moins abondante, mais solide, à une richesse
apparente, mais illusoire ?

A l'étude de l'anatomie pathologique, dont
on ne peut trop s'occuper pendant le troisième
et le quatrième semestres d'hiver, il faut joindre
la pratique des opérations chirurgicales, aux-

quelles rien n'empêche plus de se livrer avec tout le soin qu'exige l'importance d'un pareil objet. Mais ce n'est pas assez d'assister, par exemple, à l'excellent cours d'opérations que fait à l'école de médecine M. le professeur Dupuytren, chirurgien en chef de l'Hôtel-Dieu de Paris. Sa doctrine éclairée et savante, ses préceptes lumineux, son expérience consommée, que plusieurs années de succès dans le premier hôpital de la capitale rendent si précieuse, ne peuvent point dispenser l'élève de s'exercer lui-même à la pratique des opérations.

Cette partie de l'art a reçu, de nos jours, une telle perfection, qu'on ne peut plus espérer de rien ajouter à l'éclat dont elle brille, surtout en France, depuis cinquante ans. De quelque côté que l'élève tourne ses regards ou porte ses pas, il sera témoin des triomphes éclatans obtenus par la chirurgie. C'est dans les hôpitaux, c'est sur le champ de bataille qu'il verra les grands chirurgiens armés d'un fer salutaire, arracher des victimes à la mort, en unissant à la dextérité la plus étonnante, le savoir le plus étendu.

Telles seront les occupations de l'élève pendant le semestre d'hiver de la troisième année : dissections difficiles et qui demandent beaucoup

d'habileté ; anatomie pathologique liée aux occupations des hôpitaux et aux ouvertures cadavériques des individus morts dans cet inter-
valle ; pratique des opérations chirurgicales ;
enfin, pour completter tous ces travaux, l'élève
reverra la chimie, dont il suivra les expériences,
avec beaucoup de soin et d'assiduité.

A la sortie du troisième semestre d'hiver, l'é- 3ᵐᵉ année.
Semestre d'été.
lève doit se trouver muni d'une grande variété de
connaissances ; aussi peut-il alors se livrer à
des occupations plus sérieuses et plus multipliées. A cette époque, la physique médicale,
science nouvelle, créée de nos jours, réclame
toute son attention : non-seulement il puisera
dans cet excellent cours, la connaissance des
lois auxquelles sont soumis les organes et les
fonctions de l'économie vivante, mais il y trou-
vera également exposées l'histoire particulière
des tempéramens, les constitutions médicales,
l'hygiène, enfin, qui est à la pratique de la médecine, ce que la physiologie est à l'anatomie.
C'est à l'école seule qu'il pourra suivre les grands
et magnifiques développemens que le savant
Hallé a su donner à cette branche, autrefois si
bornée, de la médecine, et à l'avancement de
laquelle M. Desgenettes coopère depuis quel-

ques années. Une année ne suffira point pour en embrasser toute l'étendue ; le cours lui-même est partagé en deux grandes divisions, traitées chacune pendant un semestre différent, ce qui force à lui consacrer deux étés. A cette étude, si riche et si attrayante, l'élève doit joindre celle de la matière médicale, qu'il n'a fait, pour ainsi dire, qu'ébaucher l'année précédente, et ajouter à ces premiers travaux, les herborisations et un cours d'anatomie comparée.

La matière médicale, fille, pour ainsi dire, de la botanique et de la chimie, n'est pas aussi avancée, à beaucoup près, que ces deux dernières sciences, malgré les efforts qu'ont faits, de nos jours, quelques hommes très-recommandables, pour la mettre au niveau des autres branches de la médecine : je crois qu'il sera difficile de lui donner encore, de quelque temps, la perfection dont peuvent se glorifier les deux sciences dont elle suit, trop en esclave, osons le dire, les caprices et les changemens ; aussi doit-on apporter beaucoup de soins et d'attention dans la manière de l'étudier. La matière médicale, comme on l'a dit, ne fait pas le médecin ; mais le médecin sans matière médicale, ne guérit point ses malades.

La chimie et la botanique peuvent très-bien s'apprendre dans les cours, soit publics, soit particuliers ; mais la matière médicale est loin de présenter les mêmes avantages.

Il faut des études longues et bien dirigées pour faire des progrès dans cette partie de l'art de guérir. Il ne suffit pas, en effet, de lire la description de quelques substances médicinales simples, ou de quelques médicamens plus composés, et d'assister à un cours où l'on en parle ; il faut encore voir, toucher, sentir et comparer les divers objets de son instruction ; et après les avoir bien étudiés dans leur état de simplicité, suivre au moins cette étude dans leur combinaison réciproque : de là dérive la division des médicamens en simples et en composés. La première partie appartient à l'histoire naturelle, la seconde à la pharmacie : voilà donc une extension donnée à la matière médicale ; extension qui force l'élève d'avoir au moins des notions générales de ces deux sciences. Quelles ressources le Muséum d'Histoire Naturelle ne lui offrira-t-il pas pour la première ? Le mérite des professeurs, la grandeur et la beauté du local, la multiplicité, l'ordre et la richesse des objets d'instruction, la saison, enfin, qui invite à fréquenter les promenades et les lieux ombragés de verdure, tout concourt à diriger l'élève vers le Jardin du Roi. Là se fait également le cours d'anatomie comparée, qui, se partageant comme celui d'hygiène, en plusieurs grandes séries, demande qu'on y consacre deux étés. L'illustre Cuvier, chargé de cette partie de l'enseignement, a laissé bien loin derrière lui tous ceux qui s'étaient occupés du même objet; son vaste génie, en embrassant l'immensité des faits dont se compose l'anatomie comparée, a su les distribuer avec un ordre si admirable, que tout, dans cet excellent cours, s'enchaîne et se lie d'une manière aussi savante qu'ingénieuse :

Omne tulit punctum qui miscuit utile dulci.

Semblable à ces grandes compositions des Raphaël, des Lebrun, des Rubens, etc., qui, par l'heureux mélange de couleurs différentes, offrent à l'œil enchanté un tout ravissant et parfait, le cours d'anatomie comparée embrasse, à lui seul, toute la nature vivante, et l'on ne sait ce que l'on doit le plus admirer, dans un pareil cours, ou la grandeur du sujet, pris dans son ensemble, ou la richesse des détails dont il se compose.

Quant à la pharmacie, on peut en remettre l'étude à l'année suivante; malgré son utilité bien démontrée, il est difficile d'y faire de grands progrès, à moins de manipuler soi-même les médicamens, ce qui est impossible quand huit cents élèves suivent le même cours; chacun, d'ailleurs, dans sa propre pratique, est obligé de se créer une manière particulière de distribuer et de combiner ses moyens de guérison, qui s'écarte très-souvent de ce que les livres ou les cours lui auraient appris; et le médecin, loin d'être assujetti à suivre telle formule plutôt que telle autre, doit se former, au contraire, une matière médicale dont son expérience doit, un jour à venir, confirmer le succès et la bonté. C'est de cette manière sans doute que la matière médicale s'est enrichie, et que plusieurs formules accréditées et sanctionnées par le temps, commandent, jusqu'à un certain point, l'estime de l'homme de l'art. Mais il y a loin de l'aveugle respect de quelques médecins routiniers pour telle ou telle recette, qui n'a quelquefois de recommandable que sa vétusté, à cet esprit de sagacité qui dirige le choix que doit faire un médecin sage et instruit parmi ces formules ambitieuses, qui sont comme l'ancre de salut et le manteau scientifique dont s'enveloppe la multitude ignorante. « Ce qui distingue d'ailleurs, dit l'illustre auteur de la Nosographie philosophique, l'homme doué d'un savoir solide, ce n'est pas de prescrire telle ou telle formule plus ou moins élégante ou compliquée, *objet de pure convenance*; mais de suivre avec l'attention la plus scrupuleuse l'ensemble et la série successive des symptômes, et de pénétrer la direction qu'affecte la nature, pour la seconder si elle est favorable, ou la détourner si elle est contraire.»

Les jeunes gens sont très-amateurs, en général, des formules, et ils s'imaginent qu'ils pourront impunément obtenir la guérison de toutes les maladies, s'ils ont un remède pour chaque symptôme, une formule pour chaque indication que la marche de la maladie leur présentera. Funeste erreur ! qu'ils ouvrent les écrits des grands maîtres, ils verront que c'est avec des moyens simples et des médicamens peu compliqués qu'ils guérissaient leurs malades. La médecine des Arabes, celle des médecins qui précédèrent la renaissance des lettres, fourmillent de ces recettes bizarres, par lesquelles leurs auteurs se flattaient, comme l'observe judicieusement M. Parmentier, de communiquer toutes les propriétés à leurs remèdes, en y faisant entrer toutes les drogues. Plus bas, le savant auteur

que je viens de citer ,ajoute : « Que nos poly-
pharmaques se pénètrent bien de cette vérité,
que les formules compliquées sont les enfans de
l'ignorance ; qu'on n'obtient de succès en médecine, qu'en raison inverse de la multiplicité
de remèdes qu'on prescrit ; que les médicamens
les plus efficaces ne sont absolument rien sans
la méthode de les appliquer, et que, dans
beaucoup de circonstances, le génie seul doit
suppléer à tout ».

Quoique la série des cours faits à l'Ecole de
Médecine ne comporte pas celui de pharmacie, cependant le laborieux et infatigable professeur Déyeux a bien voulu se charger d'en
faire un tous les ans, dont les élèves retirent
les plus grands avantages. Dire que M. de
Jussieu est chargé du cours de matière médicale
à l'Ecole de Médecine, c'est me dispenser d'en
faire l'éloge. Mais l'obligation où sont les élèves
de voir et de toucher par eux-mêmes les substances médicamenteuses, leur impose la nécessité de se transporter dans les cours particuliers,
pour prendre une connaissance plus approfondie
de cette partie de leur instruction, ou d'assister
aux cours du collége de pharmacie ; ainsi sera
rempli le semestre d'été de la troisième année.

4ème année.
Semestre d'hiver.

Enfin, il ne reste plus qu'une année à l'élève pour compléter ses études médicales, et se présenter pour subir ses examens. A cette époque il doit redoubler de zèle et d'activité ; car non-seulement de nouveaux objets se présentent encore à ses méditations, mais il doit de plus, et à mesure qu'il avance vers la fin de ses études, faire un tableau général de ses connaissances, récapituler tout ce qu'il peut avoir appris, et en former un ensemble méthodique et parfait. Or, je le demande maintenant, s'il n'a pas, pour ainsi dire, posé les bases de cet édifice pendant les vacances de chaque année, comment parviendra-t-il à se rendre compte à la fin de ses études, de la multiplicité des objets qui l'auront occupé pendant le cours de ses travaux ?

Le quatrième semestre d'hiver ne réclame pas précisément sa présence dans les amphithéâtres ; mais il fera très-bien de s'y rendre de temps en temps, à mesure qu'il s'apercevra que quelques détails anatomiques lui auraient échappé ; il doit s'y rendre pour y voir des faits pathologiques, et se familiariser avec les opérations chirurgicales ; il doit s'y rendre pour y faire quelques expériences de physiologie ;

où quelques analyses des substances animales. Mais il faut l'avouer, c'est aux cliniques qu'il doit être : l'étude et la vue des maladies doivent, à cette époque, former son occupation la plus intéressante et la plus suivie.

Enfin, le quatrième et dernier semestre d'été survient; semblables aux graves qui, dans leur chute, acquièrent plus de rapidité, les travaux de l'élève, en se multipliant à cette époque d'une manière extraordinaire, lui laissent à peine la possibilité de les embrasser tous également, et de les faire marcher sans qu'ils se nuisent. C'est pour cette raison que nous ne cesserons de répéter qu'il serait à desirer que dans l'étude des sciences, une logique sévère présidât toujours aux opérations de l'entendement, et que l'élève n'entrât dans leur sanctuaire qu'armé de son flambeau.

Un des cours qui réclame le plus l'attention de l'étudiant, est celui d'hygiène et de physique médicale, dont il n'a pu voir qu'une partie l'été précédent. C'est aussi dans ce dernier semestre qu'il doit suivre avec beaucoup d'exactitude deux cours d'accouchemens. Si la théorie de ce dernier cours n'en forme pas la partie la plus essentielle, on ne peut discon-

venir que la pratique au moins ne lui soit indispensable ; car ce n'est que par le toucher fréquent
des femmes enceintes, qu'on peut reconnaître
l'état particulier des organes de la génération
pendant la grossesse, et les changemens nombreux qui sont dus à sa présence. Rien ne peut
donc suppléer à cette instruction pour celui qui
se destine à la pratique fatigante, mais honorable, des accouchemens. C'est dans ces mêmes
vues qu'il doit saisir toutes les occasions de
faire des accouchemens : quelque soin qu'il ait
donné à en étudier le mécanisme dans les ouvrages qui en traitent, il ne peut se faire une
juste idée de la marche des phénomènes aussi
variés qu'intéressans qu'offre le travail de l'enfantement.

A l'étude et à la pratique des accouchemens
se trouve liée l'histoire des maladies des femmes
et de celles des enfans, quoique ces maladies
soient, à la vérité, comprises d'une manière
générale dans la pathologie. Mais c'est particulièrement sous le point de vue de la grossesse,
de l'accouchement et de ses suites qu'on doit les
envisager : elles sont très-multipliées, et leur
clinique, ainsi que celle des enfans nouveaux-
nés, forme réellement une étude particulière

qui exige des soins et une instructiou plus di-
rèctement applicables à cette partie de l'art.

.. Le temps est enfin venu où la science des
accouchemens et sa pratique médicale, surtout,
ne formeront plus le partage de quelques hommes
médiocres, qui ne faisaient de cette branche importante de la médecine, qu'une profession mé-
canique et très-bornée. On a vu, à la honte de
l'art, des accoucheurs. d'un mérite très-ordinaire, s'emparer effrontément de la plus brillante clientelle ; en imposer pendant trente ans
au public toujours trop facile à donner sa confiance, et se persuader enfin qu'ils étaient des
hommes très-recommandables parce qu'ils l'a-
vaient fait croire aux autres. On a vu des individus plus obscurs encore, connus seulement
par leur extrême ignorance, succéder à quel-
ques-uns de ces praticiens si occupés, s'appro-
prier, comme leur véritable patrimoine, la
clientelle que les premiers laissaient en mou-
rant, et prendre pour de l'expérience la vieille
routine de leurs prédécesseurs. Pourquoi de
toutes les branches de la médecine, les accouchemens forment-ils seuls une espèce d'héritage
auquel on se croit habile à succéder, par cela
seul qu'on est le neveu ou l'arrière-cousin du dé-

funt ? C'est un grand abus sans doute, et qui s'oppose plus qu'on ne pense aux progrès de l'art ; mais enfin on a senti la nécessité d'une utile réforme à cet égard. L'impulsion donnée à toutes les branches de la science médicale, les progrès éclatans que nous leur avons vu faire de nos jours, les progrès plus grands encore que les efforts et les veilles du génie leur préparent, ne permettront plus de resserrer dans des bornes honteuses et trop étroites, la science des accouchemens. « En effet, s'il est vrai que la partie opérante demande une certaine supériorité de lumières, quelles connaissances n'exige pas la conduite médicale des femmes, soit avant, soit après l'accouchement, quoique bien plus souvent *naturel* que laborieux ! Mais *naturel* ou non, ses suites sont très-souvent accompagnées d'accidens plus ou moins fâcheux, qui exposeront infailliblement les jours de la mère, si l'accoucheur ne sait pas les prévenir, ou ne peut pas les combattre quand ils ont paru.

« Car il faut convenir que les phénomènes de l'accouchement sont la vraie boussole du praticien pour diriger les couches, même les plus heureuses. Combien alors la connaissance de ce qui s'est passé dans le travail ne devient-il pas plus nécessaire encore, lorsqu'elles sont suivies d'accidens! Qui mieux que l'accoucheur peut avoir cette connaissance pour en tirer parti et diriger convenablement les moyens propres à les combattre? »

Mais tel est l'empire des préjugés, ou d'une injuste et ridicule prétention, que plusieurs hommes de l'art s'obstinent à vouloir établir une orgueilleuse distinction entre l'art qui termine l'accouchement, et la science qui dirige les moyens capables de prévenir ou de combattre les suites, quelquefois très-orageuses qui précèdent ou suivent cette opération. Quelle estime accorder à ces médecins délicats, dont les nerfs se crispent au seul mot d'accouchement ; qui dédaignent et méprisent la partie de l'art qui s'occupe d'aider les femmes dans le travail de l'enfantement, et qui viennent s'en emparer aussitôt que l'accouchement est terminé? Les abus les plus funestes, les erreurs les plus grossières et les plus préjudiciables à la santé des femmes, sont les tristes résultats de cette prétention.

Ce n'est que depuis peu de temps que s'est établie cette distinction humiliante pour la partie opérante des accouchemens : car, qui eût osé dire aux Mauriceau, aux Smellie, aux Deventer, aux

Levret, aux Beaudelocque, après la terminaison d'un accouchement : Retirez-vous maintenant , votre savoir ne peut s'étendre plus loin ! à nous seuls appartient la conduite médicale de la femme que vous venez d'accoucher ; nous ignorons parfaitement ce qui s'est passé pendant la grossesse , nous ne savons pas davantage , et nous dédaignons de savoir comment s'est fait l'accouchement, quels sont les phénomènes qui l'ont accompagné : n'importe, retirez-vous?....

Qui l'eût osé dire au célèbre Antoine Petit , qui exerçait avec un égal mérite , à Paris , et la médecine et les accouchemens ? Voici comment s'exprime ce grand homme , dont plusieurs médecins recommandables s'honorent , même aujourd'hui , d'avoir été les disciples. « D'ailleurs , pourquoi les médecins français ne suivent-ils pas la méthode des allemands , des hollandais et des anglais ? Ruysch et Deventer, en Hollande , étaient médecins et pratiquaient les accouchemens , comme Ratelat et Roger de Roonswitt, qui étaient chirurgiens. Aujourd'hui le docteur Smellie exerce les accouchemens à Londres : il les pratique dans cette capitale , et il s'en fait gloire , sans que cela paraisse singulier , à moins que ce ne soit aux yeux des imbéciles : il y aurait même un très-grand avantage qu'on mît cette pratique tout - à - fait entre les mains des médecins ; le traitement des maladies qui précèdent ou qui suivent l'accouchement s'en trouverait beaucoup mieux ; car elles sont entièrement du ressort de la médecine : il faut nécessairement posséder les grands principes de l'art, pour connaître et se comporter convenablement dans le traitement de ces maladies ; en outre, il faut avoir fait une étude particulière des accouchemens.... On voit tous les jours des médecins, très-estimables d'ailleurs, se tromper dans ces cas (les suites de certains accouchemens) ; ils veulent ramener ces maladies aux principes ordinaires de la médecine , lors même qu'ils doivent s'en écarter. J'ai vu plus d'une bévue de cette espèce ; j'en donnerai par la suite plusieurs exemples.... L'art des accouchemens ne se borne pas seulement à savoir accoucher une femme ; il s'étend encore à la connaissance des maladies qui peuvent survenir pendant et après l'accouchement, et à la manière de les traiter. Les maladies des enfans nouveau - nés sont encore du ressort de cette partie de la médecine , et ne peuvent en être séparées. » Je ne pousserai pas plus loin mes observations sur la nécessité de laisser aux médecins-accoucheurs le soin de diriger les femmes, soit avant, soit après l'accouchement. L'opinion d'un médecin aussi célèbre que le fut Antoine Petit, me dispense d'avoir recours à d'autres autorités.

Je le demande maintenant à tout homme raisonnable, quel est celui qui voudrait semer aussi péniblement, pour ne cueillir un jour que les fruits amers de l'ingratitude ? Ira-t-il, plein d'ardeur et de zèle, se jeter dans une carrière fatigante, s'il est certain de ne rencontrer sur sa route que des âmes flétries par l'égoïsme et l'orgueil, et assez injustes, d'ailleurs, pour ne mettre aucun prix à ses services, à son dé-voûment et au sacrifice continuel de sa vie ?

Malgré une prévention aussi nuisible à l'avancement de la science en général, on ne peut nier cependant que, depuis à peu près un demi-siècle, les accouchemens ne soient professés, à Paris surtout, avec le plus grand éclat. Les étrangers avouent eux-mêmes notre supériorité à cet égard. C'est à l'illustre Levret que nous en sommes redevables ; ce sont les ouvrages précieux de ce célèbre accoucheur, qui ont porté l'art des accouchemens au point de gloire où il s'est successivement élevé par les succès et les travaux de tous ceux qui , depuis Levret jusqu'à nos jours, se sont occupés avec tant de succès de l'enseignement et de la pratique de cette branche importante de la médecine , et qui n'ont pas peu contribué à maintenir l'éclat dont brille aujourd'hui la science des accouchemens.

C'est à l'Ecole de Médecine que l'élève doit se rendre pour entendre et profiter des savantes leçons du professeur, M. Désormeaux, chargé de cette partie de l'enseignement ; mais la théorie de l'art seule y est enseignée : ils se transporteront donc dans les écoles particulières d'accouchemens, pour se former à la pratique de cette branche de la médecine. Pendant toute l'année, plusieurs médecins font des cours d'accouchemens, de maladies des femmes et des enfans, où la pratique la plus variée et la plus instructive se trouve unie à une théorie d'autant plus lumineuse, que la plupart des professeurs se sont fait un devoir de prendre pour type de leurs leçons, les excellens principes renfermés dans l'ouvrage si justement célèbre de M. Beaudelocque , et de marcher sur ses traces.

Quoique j'aie publié, il y a quelques années (en 1802), de nouvelles vues sur les moyens de simplifier le système des positions de l'enfant dans le sein de sa mère, je n'en sens pas moins tout le prix des travaux de ce savant professeur. Mon ouvrage, très-imparfait, sans doute, à l'époque où il fut publié, parut mériter cependant la bienveillance du public, non-seulement en France, mais aussi chez les étrangers, qui se le sont approprié par des traductions. Une deuxième édition, publiée très - peu de temps après la première, et qui fut bientôt épuisée, a confirmé la bonne opinion qu'en avaient conçue les gens de l'art. Mais persuadé qu'un auteur doit mériter, par de nouveaux efforts, cette bienveillance publique, à laquelle on ne saurait attacher un trop grand prix, j'ai redoublé de zèle et d'activité, pour pouvoir offrir aux jeunes étudians en médecine un ouvrage élémentaire sur les accouchemens, ouvrage qu'en effet j'ai publié pour la première fois et en un seul volume, en 1814, sous le titre de *Nouveaux élémens de la science et de l'art des Accouchemens*. Cette première édition, épuisée à la fin de 1816, m'a permis de faire réimprimer mon ouvrage, auquel j'ai ajouté un second volume qui contient les maladies des femmes et des enfans.

Si, malgré cette longue digression, l'élève n'a point perdu de vue l'objet particulier de notre

travail, et la suite, toujours croissante, de ses
études; il doit se rappeler que pendant ce dernier semestre de la quatrième année, il est indispensable que son zèle prenne une nouvelle
activité, et que tous ses momens soient exactement remplis et utilement employés, les objets
de son instruction devenant très-multipliés : car,
indépendamment de l'hygiène, qu'il doit terminer cette dernière année et des deux cours d'accouchemens théoriques et pratiques qu'il est obligé de suivre, il lui reste encore à s'occuper de l'histoire de la médecine, de la bibliographie médicale et de la médecine légale. Mais comme ces
derniers objets ne sont pas d'une rigoureuse
nécessité pour l'exercice de l'art de guérir, et
qu'il est possible que 'tous les élèves n'aient
pas également le goût nécessaire pour suivre
chacun de ces cours, je pense qu'il faut les
laisser libres de porter leur attention sur ces
études, ou de ne point s'en occuper. Je suis loin
de croire cependant que ces diverses branches
de la science médicale doivent êtres ignorées du
médecin qui cherche à se faire une réputation de
savant : mais je le dis et le répète, cela dépen-
dra du goût particulier que les élèves manifes-
teront pour ce genre d'instruction, et il faut leur

laisser la liberté de le cultiver ou de le négliger.

Il faut en excepter cependant la médecine légale, dont on sent de plus en plus la nécessité et l'utile réforme. Ce n'est que depuis peu de temps que cette branche de la médecine fait partie du plan général d'instruction. Sans doute on doit en conclure qu'il avait paru important à ceux qui ont organisé l'enseignement de la médecine, tel qu'il existe aujourd'hui, d'appeler l'attention des hommes de l'art sur un objet qui intéresse si fort la tranquillité publique, et sans lequel la surveillance de l'autorité est illusoire, et le crime souvent impuni.

Ce n'est pas seulement sous ce point de vue que la médecine légale est utile. Que de lumières ne prête-t-elle pas encore à la justice, pour démontrer l'inconséquence de certaines accusations, en arrêter les funestes effets, et pour faire triompher l'innocence ! Mais, il faut le dire, la connaissance de l'organisation animale et de ses dérangemens ne suffit pas seule pour former un bon médecin-légiste. A un esprit juste et pénétrant, il faut joindre une grande connaissance des lois qui ont quelque rapport avec le délit pour lequel les médecins sont ordinairement consultés : en éclairant la religion des juges, ils guident leur opinion, deviennent les arbitres de leur jugement, et disposent ainsi de la vie ou de la mort de leurs semblables.

Il se faisait, il y a quelques années, à la faculté de médecine, un excellent cours de médecine légale ; M. Leclerc, qui était alors chargé de cette partie de l'enseignement, y développait, avec une sagacité peu commune, et cette pureté de diction qui depuis long-temps l'avaient placé au rang des professeurs les plus distingués, les grands moyens que la médecine prête aux lois, dans des discussions délicates et embarrassantes, où l'honneur et la vie tiennent souvent à un fait qu'il faut détruire ou confirmer. C'est M. Royer Colard qui est aujourd'hui chargé du cours de médecine légale ; il ne pouvait être mis en des mains plus habiles : à des connaissances très-étendues sur toutes les branches de la médecine, M. Royer-Colard joint une justesse d'esprit extrêmement précieuse pour la partie de l'enseignement qui lui est échue en partage, et les élèves n'auront qu'à s'applaudir sans doute de l'heureux choix qu'a fait la Faculté d'un professeur aussi éclairé, pour une chaire aussi importante.

L'histoire de la médecine est enseignée à la

même époque de l'année et par le même professeur. Sans doute cette science, purement lit-
téraire, sert plus à faire des médecins érudits,
que des praticiens consommés; sans doute elle
peut s'apprendre ailleurs que dans un cours, et
on peut devenir un théoricien très-savant dans
son cabinet. Mais, quand on réfléchit combien
il est difficile, d'une part, de se bien diriger
dans ses études, et de l'autre, combien l'art est
long, et la vie courte et rapide, on ne saurait
trop profiter des nombreuses ressources qu'offre
l'excellente instruction de l'Ecole dans les divers cours qui forment l'ensemble de son enseignement : ces ressources deviennent plus précieuses encore, quand elles ont pour objet les
branches de la science qui ne sont exposées que
dans son sein ; car moins les moyens d'instruction sont multipliés, plus on doit s'empresser de
profiter de ceux qui sont offerts à nos méditations : c'est sous ces mêmes rapports, et d'après
les mêmes considérations, que nous engageons
les élèves à suivre le cours de bibliographie médicale.

Où se former ailleurs qu'à Paris à la connaissance des auteurs qui ont écrit sur la médecine, et dont les ouvrages, rassemblés à la bi-

bliothèque de l'Ecole, offrent le plus vaste et le plus riche dépôt qui puisse exister? Que de reconnaissance ne doit-on pas à l'administration de l'Ecole, et au zèle éclairé du savant et infatigable feu M. Sue, son ancien bibliothécaire, pour les soins qu'il s'est donnés dans l'arrangement et la distribution de cette riche et immense collection! J'ai vu former la bibliothèque de l'Ecole, telle qu'elle existe aujourd'hui : avant qu'elle ne fût transportée dans le superbe local qu'elle occupe maintenant, elle se trouvait dans un lieu peu convenable à l'usage auquel elle était destinée : aujourd'hui, les élèves, que le goût de l'étude et des recherches portent à la fréquenter, peuvent s'y rendre, avec l'assurance d'y rencontrer, sans peine, les monumens les plus variés et les plus rares de la science médicale. Ils trouveront d'ailleurs dans M. le professeur Moreau, bibliothécaire actuel, et dans son digne adjoint, M. Husson, des guides d'autant plus en état de les diriger dans cette partie de leur instruction, qu'ils en connaissent toutes les richesses, qu'ils sont toujours disposés à communiquer à ceux qui les entourent.

Le coup d'œil rapide que nous venons de jeter sur l'ensemble des travaux qui doivent occuper celui qui se destine à l'exercice de l'art de guérir, ne doit laisser aucun doute sur les progrès de son enseignement et sur sa supériorité actuelle : que de ressources, que de richesses offertes à l'avide curiosité des jeunes gens qui brûlent du désir de s'instruire ! Que de reproches ne méritent pas ceux qui, trop enclins à une coupable paresse, préfèrent une honteuse ignorance à la plus riche comme à la plus solide instruction ! Elle ne s'acquiert, il est vrai, cette instruction si recherchée, que par des efforts soutenus et un travail très-opiniâtre : mais aussi quelle gloire, quelle noble satisfaction ne se prépare pas celui qui saura les surmonter ! Dans ses examens, dans l'enseignement, dans la pratique, partout il peut compter sur des succès flatteurs et sur cette considération si désirée, qui accompagne toujours les talens supérieurs.

C'est surtout pour l'étude et la fréquentation des cliniques, qu'il faut déployer la plus grande activité et le zèle le plus infatigable : jusqu'ici les diverses branches d'instruction dont s'est occupé l'élève, n'ont, pour ainsi dire, exigé de lui que sa présence dans les cours, et l'attention nécessaire pour en profiter ; mais les cliniques veulent d'autres efforts, et demandent d'autres travaux.

C'est là que tout doit être mis à profit; c'est là que tout devient objet d'observation et de recherches. La mémoire et le jugement, qui suffisaient ailleurs pour acquérir des connaissances, ne sont pas, en effet, les seules facultés de l'entendement et de l'intelligence qu'exige l'étude de la médecine clinique. Tous les sens, ici, sont employés pour arriver au même but, et donner à l'instruction clinique un degré de perfection qu'il est difficile d'obtenir sans cela. C'est ainsi que la vue seule des malades est, dans beaucoup de circonstances, un des plus puissans moyens de reconnaître le genre de maladie dont ils sont attaqués, et décider, à l'instant même, du degré de gravité qui l'accompagne ; l'odorat n'est pas moins utile dans certains cas; l'ouïe même peut présenter de grands avantages, surtout dans quelques maladies chirurgicales; enfin le toucher ne peut être remplacé ni par aucun des autres sens, ni par aucune opération de l'entendement. De cette manière, le médecin clinique fait concourir tous les moyens qui sont en lui, et même ceux qui l'entourent, au soulagement ou à la guérison des malades. Le père de la médecine a dit : *Oportet autem non modò seipsum exhibere quæ oportet facientem , sed etiam œgrum , et præsentes , et externa.* Il ne me reste donc plus qu'à parler des cliniques, sur lesquelles j'ai promis de revenir, et qui demandent d'être exposées avec quelque étendue.

Elles se divisent naturellement en clinique chirurgicale et en clinique médicale, ou en externe et en interne : la première demande plus de travail manuel, la seconde plus d'application d'esprit ; mais l'une et l'autre exigent des soins assidus et un zèle à toute épreuve : elles sont, sans contredit, le complément des pathologies ; ou, pour mieux dire, les pathologies ne sont que l'introduction aux cliniques, et ne doivent être considérées que comme des moyens de retirer de grands avantages de ces dernières. Je ne chercherai point ici à déterminer s'il est plus facile de se rendre recommandable en médecine qu'en chirurgie, et si l'étude de l'une est plus aisée ou promet plus de gloire que celle de l'autre ; elles présentent également des difficultés à vaincre et des succès à espérer. Mais je pense qu'on ne doit suivre que l'impulsion de son goût particulier dans le choix que l'on peut faire de l'une ou de l'autre de ces deux branches de la pratique médicale. J'ai annoncé plus haut que l'élève ne devait se livrer aux cliniques qu'à la fin de la première année. Voyons quels sont les soins particuliers qu'il doit leur donner ; et commençons par la clinique chirurgicale.

L'élève doit d'abord se familiariser avec la vue des maladies , telles que les plaies, les ulcères, et les désordres de tout genre , qui affectent l'extérieur du corps vivant. C'est avoir déjà beaucoup fait, que d'être parvenu à vaincre la répugnance et une certaine horreur attachées à la vue de ces déplorables tableaux des infirmités humaines ; ensuite il doit suivre avec succès et donner beaucoup d'attention à la marche particulière des maladies les plus simples , telles que l'érysipèle, les plaies qui ne demandent que la réunion, quelques fractures simples, etc. ; s'élevant ensuite par degrés à des considérations plus importantes et plus générales, il doit alors embrasser l'ensemble des maladies chirurgicales, et recueillir des observations sur les plus longues ou les plus extraordinaires. Lorsqu'il est arrivé à ces résultats, il doit lui-même prendre part aux pansemens , et ne point y procéder nonchalamment et par pure complaisance ; mais avec méthode et en suivant exactement le précepte si judicieux des anciens , *tutò , citò et jucundè*.

Les cours de bandages , d'appareils et de

maladies des os, qu'il a suivis ou qu'il suit encore, lui fournissent les moyens de remplir avec quelques succès, la tâche honorable qu'il s'impose : mais ces occupations préliminaires doivent le conduire à l'étude et à la pratique des grandes opérations, qu'il faut avoir vu faire souvent par les premiers maîtres, avant de chercher à les pratiquer soi-même. Le cours d'opérations qui se trouve au deuxième semestre d'hiver ou à celui d'été, lui facilite la connaissance des détails, toujours très-nombreux, d'une grande opération : il doit lui-même les pratiquer long-temps sur le cadavre, en varier les procédés opératoires, et se les rendre familiers et très-faciles ; ensuite il pourra comparer les méthodes d'opérer, et la pratique particulière des grands maîtres dont il fréquente les cours, avec ce que les auteurs lui ont appris et avec ce que lui-même a pu constater. Je n'ai pas besoin de dire que les grandes connaissances en anatomie sont un des moyens les plus sûrs pour acquérir, en peu de temps, de l'habileté dans les opérations chirurgicales : car, outre les notions positives des parties, sans lesquelles on n'est jamais qu'un médiocre chirurgien, on sait que l'habitude des dissections donne à la main une dextérité, une promptitude et une assurance qu'il est difficile d'obtenir sans cela. Ambroise Paré, Dionis, Jean-Louis Petit, et dans ces derniers temps, le célèbre Desault et M. Pelletan n'ont-ils pas dû la plus grande partie de leurs succès et de leur gloire, à la connaissance profonde et même minutieuse qu'ils avaient de l'anatomie ? Et de nos jours, les Boyer, les Dubois, les Dupuytren, ne sont-ils pas des anatomistes aussi savans que d'habiles opérateurs ?

Les vœux des amis de l'humanité, les désirs des hommes de l'art les plus recommandables, sont enfin remplis. L'Hôtel-Dieu, l'hospice de la Charité, celui des Cordeliers et quelques autres moins célèbres, offrent tous les jours au zèle et à l'activité des élèves, la plus riche comme la plus savante instruction. Desault n'est plus, il est vrai; on n'entend plus à l'Hôtel-Dieu sa voix entraînante et comme inspirée du Dieu de la chirurgie ; mais des successeurs dignes de lui, les professeurs Pelletan, Boyer, Dubois et Dupuytren nous restent et nous ont conservé le feu sacré que l'illustre Desault avait allumé. C'est donc aux cliniques de ces grands maîtres que l'élève doit se rendre ; c'est dans les hôpitaux qu'ils dirigent, qu'il ira se former au traitement des maladies chirurgicales et aux opérations qu'elles exigent quelquefois.

A la clinique externe appartient celle de l'hôpital des Capucins , où sont traitées les maladies
vénériennes; mais l'élève ne doit le fréquenter qu'à
la fin de ses études , ces maladies ne formant
qu'une partie circonscrite et bornée de la médecine. Les affections dont elles se composent appartiennent également et à la médecine
proprement dite, et à la chirurgie ; mais leur
traitement consiste plus dans l'administration
des remèdes internes, que dans l'application de
la main ou des topiques. Sous quelque rapport
qu'on les envisage, l'élève doit cependant en faire
une étude particulière et l'hôpital, dit des *Capucins*, lui offrira le tableau le plus varié et le plus
déplorable à la fois des suites de la débauche et
du libertinage ; mais , indépendamment de
l'instruction qu'il y puisera, qu'il y prenne
également des leçons de morale et de sagesse;
que la vue des hideuses traces d'un mal honteux,
et des nombreuses victimes qu'il entraîne dans
ce lieu de souffrances, soit pour le jeune étudiant ,
dont le cœur et les mœurs sont encore purs, le
frein le plus salutaire contre la voix impétueuse
de ses passions.

Mais si, d'un côté, on a tant à gémir sur les dé-
réglemens de la jeunesse, et sur leurs suites hu-

miliantes et cruelles, combien ne doit-on pas bénir la main qui guérit des maux si affreux! Que d'individus dévoués à une mort prématurée reçoivent, dans ce réceptacle des misères humaines, des secours prompts et efficaces qui les rendent à la vie! Que de maladies vénériennes, réputées incurables, éprouvant les plus heureux effets d'un traitement sagement administré, obtiennent une entière guérison! L'hôpital, dit des Vénériens, à la tête duquel se trouvent depuis long-tems MM. Cullerier, Gilbert et Bertin, est d'autant plus précieux, qu'il reçoit la classe du peuple qui, trop souvent, dénuée de ressources, n'a d'espoir que dans les remèdes des charlatans, plus funestes cent fois et plus à craindre que la maladie elle-même, qu'ils ne guérissent jamais quand elle est grave, et qu'ils aggravent toujours quand elle est légère. Véritables pestes publiques, ignorans et fripons, qui exercent impunément un métier de destruction et de rapacité sur la plus pauvre, comme la plus nombreuse classe de la société.

Le monopole des charlatans est d'autant plus assuré et plus exorbitant, que les personnes attaquées de maladies vénériennes, par un motif de honte qu'on ne peut trop blâmer, cherchent à couvrir des voiles du mystère les secours qui leur sont nécessaires, et ne croient pas devoir payer trop cher de prétendus remèdes infaillibles et merveilleux, dont elles reconnaissent trop tard la trompeuse efficacité, et souvent les funestes effets.

La clinique externe aurait peut-être exigé que je fusse entré dans de plus grands développemens ; mais les élèves suppléeront, par leur zèle et leur intelligence, aux détails et aux éclaircissemens dont la longueur ici pourrait les fatiguer, et qui seraient loin de remplacer l'habitude des hôpitaux. Je passe à la clinique interne.

Le but de la médecine est de guérir les maladies ; mais l'art de les traiter ne s'apprend que dans les hôpitaux : dans ces asiles de la souffrance, tout retrace à l'esprit et aux yeux du médecin les nombreux devoirs que lui impose le caractère dont il est revêtu. C'est donc dans les hôpitaux que l'élève doit aller puiser les connaissances pratiques que les livres ne font qu'indiquer ; c'est au milieu des objets de son instruction, qu'il doit passer une grande partie des momens consacrés à l'étude de la médecine ; il ne peut trop se familiariser avec la vue répétée des altérations de tout genre, dont sa pratique particulière pourra, dans la suite, lui offrir ce tableau. Les formes variées sous lesquelles la même maladie peut se présenter, surtout au moment de son invasion, exigent un tact, un coup d'œil que la fréquentation des hôpitaux peut seule lui donner ; car, comme l'a dit un médecin célèbre : « Le talent de reconnaître la maladie naissante à quelques traits fugitifs qui la décèlent, est, sans doute, la première qualité du médecin.... L'issue de la plupart des traitemens, *et de presque toutes les maladies ,* dépend de la conduite qu'on a tenue les premiers jours. » L'on sait que les maladies aiguës offrent à leur début plusieurs symptômes qui sont communs à presque toutes. Mais si, dès les premiers pas, l'élève rencontre d'aussi grandes difficultés pour se former à l'étude clinique des maladies , quels soins, quelle attention n'exigeront - elles pas de lui pendant leur marche, que mille accidens peuvent compliquer, soit en retardant leur guérison , soit en accélérant leur cours ? Des écarts de régime, des fautes dans le traitement, des imprudences de la part du malade, peuvent tous les jours en imposer à la sagacité du médecin, et l'induire en erreur sur le véritable caractère d'une maladie.

Il ne suffit pas que l'élève qui veut fréquenter

les hôpitaux , s'y présente avec le seul désir d'y consacrer de nombreux momens , et d'en retirer une grande instruction : il doit en bien posséder la *topographie* , c'est-à-dire , examiner d'abord leur situation générale et particulière, connaître les courans d'air qui les traversent , quelle peut être leur influence en raison des alentours plus ou moins malsains , sur lesquels ils sont obligés de passer pour arriver à l'hôpital. Cette observation est une des plus importantes qu'on puisse faire , quand on veut approfondir les causés , souvent très-multipliées , de destruction dans certains hôpitaux. Il examinera aussi la forme particulière des salles , leur étendue , leur hauteur , le nombre de lits qu'elles renferment , la manière dont sont disposées les croisées propres à les éclairer ; ce sont autant d'objets sur lesquels son attention doit absolument se porter : l'ordre intérieur du service , l'heure des repas , la qualité des alimens, la propreté du linge, ne doivent point lui échapper : d'autres connaissances préliminaires, dont le cours d'hygiène et de physique médicale seul pourra l'instruire, lui sont également nécessaires ; s'il est dans l'impossibilité de les posséder, il ne doit pas , au moins , négliger celles que nous venons de lui indiquer.

Muni de ces notions accessoires, et cependant si nécessaires pour l'étude réfléchie des maladies, l'élève peut alors fréquenter les cliniques, et les suivre avec assiduité ; mais que sa présence dans les hôpitaux ne soit pas une simple apparition de forme ; que son intention ne soit pas seulement d'être vu de ses camarades, ou des professeurs dont il suit les cliniques ; qu'un motif plus noble, plus grand, l'y appelle : la connaissance approfondie des maux qui affligent l'humanité, et l'espoir d'être un jour utile à ses semblables ; voilà son but, tels doivent être ses désirs. Il n'imitera point quelques élèves, dont on ne saurait trop déplorer l'aveuglement, qui assistent aux cliniques seulement pour y assister, n'apprennent rien, et nuisent à ceux qui veulent apprendre : suivez plus tard ces jeunes gens dans leur pratique, combien de vacillations, d'erreurs, de gaucheries, et nécessairement de repentirs !

Tel est le sort de ceux qui se lancent dans la carrière médicale, sans s'être formés à l'étude longue, il est vrai, mais indispensable des cliniques. Quelle estime peut-on avoir pour de pareils médecins ? Ils sont orgueilleux cependant, tranchans avec leurs confrères ; ils payent d'audace pour ce qui leur manque de lumières et de véritables talens. « Aujourd'hui , dit M. Cabanis, les jeunes médecins suivent rarement les hôpitaux avec quelque constance. Ils se jettent dans la pratique, sans avoir vu les objets qu'ils doivent reconnaître. Il faut, pourtant, se donner l'air d'avoir tout vu ; il faut cacher son inexpérience par le babil et par de grands mots : ainsi, dans la matière la plus grave, ils s'exercent à l'art de tromper ; ou du moins ils s'habituent à ces manéges de charlatanerie, qui dégradent toujours le caractère. » Que de reconnaissance ne dois-je pas (et je me plais à en répéter ici l'aveu public) au médecin habile, M. Sabatier, frère de l'illustre et ancien professeur de ce nom ! Avec quels soins empressés, avec quel vif intérêt, ce célèbre praticien dirigea mes premiers pas dans l'étude de la médecine ! Digne de figurer avec éclat sur le grand théâtre de la capitale, sa modestie, un certain amour de l'indépendance l'en éloignèrent. Premier médecin de la marine au port de Brest, c'est là qu'il prodiguait aux élèves la plus précieuse instruction. Nourri des principes les plus purs de la médecine hippocratique , possédant à un haut degré le rare talent de l'observation, il guidait nos premiers pas, et nous formait ainsi à l'étude si nécessaire de la marche de la nature dans le développement des maladies.

J'aime à payer ce tribut d'éloges à un praticien qui m'honora de son amitié, prit soin de mon instruction, et dont on regrette encore la perte à l'Ecole de Brest.

J'observais plus haut, que l'élève avait à remplir plusieurs indications préliminaires, avant de s'appliquer entièrement à l'étude spéciale des maladies. Son premier soin, après cet examen, est de reconnaître, autant que cela est possible, le vrai caractère de la maladie dont il veut suivre la marche. L'âge, le sexe du malade, son tempérament, ses habitudes, les maladies antécédentes auxquelles il a pu être sujet, doivent être surtout très-exactement notés. L'élève suivra ensuite régulièrement, chaque jour, le développement de la maladie, dont il étudiera scrupuleusement tous les symptômes. Enfin, son invasion, ses progrès, son déclin, sa terminaison, ses méthodes de traitement, et la marche de la convalescence, seront les objets qui fixeront le plus son attention. Cette conduite, bonne pour toutes les maladies prises isolément, et que l'élève doit observer et suivre avec exactitude pendant les premiers momens de ses études cliniques, ne convient plus quand on veut embrasser l'ensemble des maladies ; il est nécessaire, en effet, que le jeune étudiant remonte à des considérations plus générales ; que ses vues s'agrandissent, et qu'il embrasse un plus vaste plan. Ce n'est plus, en effet, une seule maladie dont il doit étudier la marche et le traitement ; ce n'est plus un seul malade qui doit fixer son attention ; toutes les maladies de l'hôpital qu'il fréquente, tous les malades deviennent pour lui autant d'objets de méditation : ceux-ci ne sont plus à ses yeux des malheureux, que la misère plonge dans les asiles de la douleur ; ces êtres souffrans sont pour lui ses livres, ses maîtres, les véritables instrumens de son instruction, et les seuls qu'avoue la nature. Le professeur de l'enseignement clinique est, sans contredit, de la plus grande utilité pour les jeunes gens, à qui leur inexpérience et leur défaut d'habitude ne permettent pas encore de voler de leurs propres ailes ; mais, quel que soit son zèle, il ne peut pas suppléer au défaut de travail, à la nonchalance, aux distractions et à l'inexactitude. L'élève qui veut marcher sur les traces de ses maîtres, loin de rester dans la foule commune, fera, au contraire, les plus grands efforts pour mettre à profit l'instruction qui lui est donnée, et se former ainsi à l'art, si difficile, de guérir les maladies : il y parviendra, sans doute, s'il profite des conseils que nous avons cru devoir lui donner, et surtout s'il sait les mettre en pratique.

La capitale est très-riche en écoles de cliniques : les hospices de la Charité, de la Salpêtrière et l'Hôtel-Dieu, se disputent à l'envi la gloire d'offrir la plus précieuse instruction, et les ressources les plus étendues en ce genre. L'élève ne doit point accorder une préférence exclusive à l'un plutôt qu'à l'autre ; il faut, au contraire, qu'il les fréquente tour à tour, afin d'examiner et d'apprécier la doctrine particulière des grands maîtres qui les dirigent, et d'en tirer le parti le plus avantageux.

Autrefois les cliniques de la Charité et de la Salpêtrière, se faisaient surtout remarquer par le nombre et le zèle des élèves empressés de s'y rendre, et par le mérite éclatant des illustres professeurs qui les dirigeaient alors. Que de sujets distingués sont sortis de ces deux écoles! Que de lumières n'ont-elles point répandues! Le beau travail de M. Corvisart sur les maladies organiques du cœur, et la Nosographie Philosophique de M. Pinel, seront les monumens éternels de la gloire et des grands talens de leurs auteurs. M. Le Roux à la Charité et M. Landré-Beauvais à la Salpêtrière, soutiennent dignement aujourd'hui la réputation clinique de ces deux grands hôpitaux.

Je termine ici mes recherches sur les véritables moyens de mettre les élèves à même de profiter des grands et précieux avantages que leur offre l'enseignement de l'Ecole de Médecine de Paris. Pour inspirer un grand intérêt, cet essai aurait demandé, sans doute, une plume plus exercée et des talens qui me manquent ; on me tiendra compte de mes intentions, elles sont pures, elles n'ont pour but que l'instruction des élèves, l'avancement de la science et le bonheur de mes semblables. De bons médecins influent plus qu'on ne pense sur la morale publique ; et le seul moyen d'en avoir qui puissent remplir dignement les hautes fonctions de leur état, c'est de les former de bonne heure à l'étude des vrais principes de l'art, de guider leurs premiers pas dans la carrière, et de surveiller sans cesse l'ordre et la marche de leurs travaux.

Mais, répétons-le avec Condillac, les vraies connaissances sont dans la réflexion qui les acquiert, beaucoup plus que dans la mémoire qui s'en charge : que les élèves abjurent donc une folle présomption, trop ordinaire à leur âge; qu'ils ne dédaignent pas les conseils de ceux qui, par leur expérience et leurs lumières, sont faits pour leur en donner; qu'ils apprennent à sentir toute la dignité, toute la sainteté des fonctions qu'ils doivent exercer auprès de leurs semblables. Que les jeunes praticiens se gardent surtout de ces *pseudo-docteurs*, qui déclament astucieusement contre une science qu'ils ne connaissent pas ; qui, étrangers aux théories les plus lumineuses, comme aux pratiques les plus savantes, n'ont d'autre boussole, dans l'art de guérir, qu'une aveugle et présomptueuse routine, qui, d'un art muet, *mutas artes*, suivant la belle expression de Virgile, font de la médecine une *science babillarde*; et d'un ministère honorable et sacré, une profession honteuse et mercenaire.

BIBLIOGRAPHIE MÉDICALE

A L'USAGE DE L'ÉTUDIANT EN MÉDECINE.

Ce n'est pas assez sans doute d'avoir tracé la route que doit parcourir l'élève dans le cours de ses études médicales, pour arriver à une instruction solide et véritable ; il faut encore le diriger dans le choix des livres qui, en ornant sa mémoire de faits nombreux et intéressans, doivent aussi nourrir son esprit de la plus saine doctrine et des principes les plus généralement avoués ; il faut enfin lui composer une bibliothèque médicale, dont les divers ouvrages soient assortis à l'instruction particulière qu'il doit recevoir pendant tout le temps que dure sa scolarité médicale. Car j'en appelle aux personnes qui ont parcouru même avec le plus de succès la carrière de l'enseignement, elles ne peuvent nier qu'il n'y ait loin encore d'une leçon orale, sur une matière quelconque, quel que soit l'ordre ou la méthode

qu'ait pu mettre le professeur dans son discours, aux mêmes objets traités dans un ouvrage bien fait. Une leçon, il est vrai, peut
quelquefois intéresser davantage, lorsqu'à une
instruction solide et variée, le professeur joint
une élocution facile, claire et rapide, et qu'il
sait répandre dans son débit une certaine cha-
leur, qu'il communique facilement à un audi-
toire favorablement disposé. Cependant, malgré ces avantages, il est certain que l'é-
lève ne peut se dispenser de consacrer une
partie de son temps à la lecture des ouvrages
qui puissent le mettre à même de tirer un plus
grand parti de l'instruction qu'il reçoit dans
les divers cours qu'il doit successivement fréquenter, pour compléter ses études médicales.
Le choix des livres dont il doit faire usage
influe plus qu'on ne pense sur ses progrès, et
il serait bien à désirer qu'on ne mît entre ses
mains que des ouvrages qui eussent reçu, pour
ainsi dire, une sorte de sanction publique. Il
en retirerait le double avantage de n'avoir besoin que d'un petit nombre de livres choisis,
et d'être certain d'avance de l'excellente instruction qu'il pourrait y puiser. « Ceux qui se
livrent à l'étude de la médecine, a dit le professeur Lassus, se plaignent de l'immense

quantité de livres qu'on a publiés et qu'on publie, journellement sur cette science. Ne pouvant les parcourir tous, ils désireraient qu'on réduisît à un petit nombre de pages ce qu'il y a de plus nécessaire et de plus utile dans ce nombre prodigieux de volumes. » C'est le but que je me suis proposé en composant cet opuscule. J'ai tâché, dans ce tableau d'une bibliographie médicale, d'éviter deux écueils également préjudiciables aux études de l'élève : celui de ne lui offrir qu'une liste longue et fatigante, d'auteurs ignorés ou peu connus, ou de ne lui faire connaître qu'un trop petit nombre d'ouvrages, insuffisans pour qu'il puisse suivre avec succès les diverses parties de ses études. Les auteurs que je vais recommander à ses méditations sont tous connus, et jouissent d'une réputation méritée. Souvent, dans ce nombre, il retrouvera le soir, dans ses lectures, le professeur dont il aura suivi les leçons dans la journée. Car il faut le dire, les meilleurs ouvrages en médecine, surtout les ouvrages élémentaires, ne peuvent être composés que par les personnes qui ont vieilli dans l'enseignement : eux seuls font faire de véritables progrès à la science.

On ne sera point surpris sans doute de ne

trouver en grande partie parmi les ouvrages que je vais mettre sous les yeux des élèves, que des productions françaises. Ce n'est point ici une prévention mal fondée, et l'orgueil national ne m'aveugle pas au point de méconnaître le mérite de quelques ouvrages publiés chez nos voisins; mais il faut le dire, on ne fait bien un livre qu'en France, je dirais presque qu'à Paris. Parmi plusieurs motifs que l'on pourrait donner de cette prééminence accordée à la capitale, il faut surtout mettre au premier rang l'excellente méthode qui règne à Paris dans toutes les parties de l'enseignement public. En effet, quelles sont les conditions qui doivent assurer le succès d'un ouvrage quelconque, mais surtout d'un ouvrage de médecine? Les voici en peu de mots : une heureuse conception et un but d'utilité réelle dans le choix du sujet sur lequel on veut écrire; beaucoup d'ordre et de méthode dans la distribution des matières ; de la clarté et de la précision dans le style ; voilà précisément les précieuses qualités qui brillent davantage dans la plupart des ouvrages de médecine, publiés en France depuis vingt ans surtout.

J'ai cru devoir disposer, dans cette esquisse,

les ouvrages par ordre de matières. Cette méthode m'a paru préférable à toute autre. Elle
est analogue d'ailleurs à la marche analytique
qu'a dû suivre l'élève dans le cours de ses études.
Parmi ces ouvrages, il en est d'une utilité tellement indispensable pour lui, qu'il ne peut
absolument s'en passer. C'est pourquoi on ne
se bornera pas seulement à ne transcrire que
le titre de ces derniers, mais ils seront som-
mairement analysés, afin que l'élève puisse
juger de suite de l'esprit dans lequel l'ouvrage
a été composé, et de la marche générale que
l'auteur aura suivie. Il en est d'autres qui,
quoiqu'également très-recommandables, ne seront cependant qu'indiqués. L'élève devant
passer la plus grande partie de son temps à
suivre des cours, il était bien important, je
pense, de ne pas l'engager à se procurer des
ouvrages dont il ne pourrait ensuite retirer
aucun avantage, puisqu'il n'aurait pas le temps
de les lire.

D'ailleurs, la lecture d'un ouvrage de médecine ne peut pas se faire superficiellement et
en courant, pour ainsi dire; elle demande, au
contraire, de la réflexion, et par conséquent de
la lenteur. C'est ainsi que tous les bons esprits

travaillent. Plus tard, et lorsque l'élève aura fini ses études, il peut alors, il doit même multiplier ses lectures, remonter aux sources, afin de comparer entre eux les auteurs qui ont écrit sur les mêmes matières. A cette époque, il n'a plus besoin d'être dirigé dans le choix et le nombre des livres qui lui sont nécessaires. Les noms de leurs auteurs, mille fois répétés dans les ouvrages dont il a dû faire ses lectures assidu es ,se seront souvent offerts à ses regards, et ses oreilles en auront été également frappées dans les cours qu'il aura suivis.

1.° ANATOMIE.

Boyer. — *A. Traité complet d'Anatomie ;*
4 vol. in-8°, 3e édition.

M. Boyer n'a point adopté, dans son ouvrage d'anatomie, la nomenclature proposée par M. Chaussier. Toutes les expressions techniques de son ouvrage sont absolument celles que l'on retrouve dans l'Anatomie de Winslouw, et surtout de Sabatier. Comme chez ce dernier auteur, elle est divisée en ostéologie, myologie, angéilogie, névrologie, histoire des vaisseaux lymphatiques et en splanchnologie.

En lisant avec attention l'ouvrage d'anatomie du professeur Boyer, et surtout en l'étudiant auprès du cadavre, on ne peut se dissimuler que ce savant anatomiste, en le composant, n'ait eu particulièrement en vue la plus scrupuleuse exactitude dans les détails. C'est une anatomie éminemment chirurgicale : c'est celle de Desault : elle est telle que ce célèbre chirurgien la démontrait avec tant de succès à l'Hôtel-Dieu de Paris, il y a vingt-cinq ans. Les élèves qui veulent se perfectionner en anatomie doivent la préférer à toute autre.

BICHAT. — *B. Traité d'Anatomie descriptive ;* 5 vol. in-8°.

Les deux premiers volumes et une partie du troisième sont seuls de la plume même de Bichat. La mort qui est venu le moissonner au commencement de sa carrière ne lui a pas permis de terminer son ouvrage. La fin du troisième volume et le quatrième ont été publiés par Buisson, son ami et son parent, comme lui enlevé au printemps de sa vie. Le cinquième volume, qui termine l'ouvrage, a été publié par M. J. Ph. Roux.

(111)

Bichat, dans son anatomie descriptive, n'a point marché sur les traces des anatomistes qui l'avaient précédé. L'ordre qu'il a suivi se rattache aux grandes divisions générales qu'il avait précédemment fait connaître en publiant son Anatomie Générale, et qui reposent sur la distinction des fonctions qui sont relatives, ou à l'entretien de la vie de l'individu, ou à celle de l'espèce. Il les a divisées, 1° en fonctions de la vie animale; 2° en fonctions de la vie organique *pour l'individu*; 3° en fonctions de la reproduction *pour celles de l'espèce*. De même l'Anatomie descriptive de Bichat se compose d'appareils d'organes, qui sont, 1° ceux de la vie animale; 2° ceux de la vie organique; 3° enfin ceux de la reproduction. Cette division, qui paraît compliquée au premier coup d'œil, est très-simple cependant quand on s'est bien pénétré de sa division générale des fonctions. Sa méthode de classification est, en grande partie, conforme à celle du professeur Chaussier; mais il suit en général dans ses descriptions une marche analytique très-savante, et qui lui donne un grand avantage et une sorte de supériorité marquée sur tous les traités d'anatomie connus. Si celle du professeur

Boyer mérite la préférence pour la sévère exactitude des détails et la précision rigoureuse avec laquelle il a su déterminer la situation respective de chaque partie, celle de Bichat l'emporte peut-être pour les considérations physiologiques qu'il a répandues dans ses descriptions. L'une se lit avec plus de fruit, l'autre avec plus d'intérêt; on ne peut se passer de l'une, l'autre attache davantage; la première convient plus à l'élève qui commence, la seconde à celui qui sait déjà. Heureuse rivalité, qui ne permet point d'adjuger à l'un des deux la palme que l'autre mérite également!

CHAUSSIER. — *C. Tables synoptiques d'Anatomie et de Physiologie.*

Quoique ces Tables aient été publiées isolément, et à des époques différentes, elles n'en forment pas moins, par leur ensemble, un cours complet d'anatomie et de physiologie qui, ainsi réunies, appartiennent à une seule et même science; c'est la zoonomie, ou science de l'organisme animal. Appliquée à l'étude de l'homme, la zoonomie comprend également, la connaissance intime des parties constitutives de l'économie animale et celle des fonctions qui leur appartiennent. Le cadre embrassé par le professeur Chaussier est très-vaste ; on en trouve le développement dans la table synoptique intitulée : *Plan général, divisions et sous-divisions principales du cours d'Anatomie.*

Les Tables synoptiques du professeur Chaussier ne doivent pas être lues comme on le fait pour les autres ouvrages d'anatomie ; mais elles demandent au contraire d'être attentivement méditées et sans cesse consultées : on n'y trouve point des descriptions achevées des diverses parties de l'anatomie, mais des vérités générales, lumineuses, présentées sous une forme analytique, et dans un style serré et très-laconique. La lecture en est pénible pour celui qui n'a que des connaissances superficielles, ou qui ne fait que les parcourir ; elle est pleine d'intérêt et d'une instruction solide, pour qui sait en apprécier tout le mérite.

D. *Manuel de l'Anatomiste.*

Quoique l'ouvrage que j'ai publié, il y a quelques années, sous le titre de *Manuel de l'Anatomiste*, soit parvenu à sa troisième édition, et que la quatrième soit sur le point de paraître, ce n'est point à moi d'en faire sentir

les avantages ; mais l'utilité ne peut en être contestée, au moins, pour les élèves qui commencent
l'étude de l'anatomie ; cependant, puisque mon
ouvrage jouit de quelque faveur , je crois devoir
dire un mot du plan que j'ai suivi , et comment
il faut l'étudier pour en retirer le plus de fruit
possible. Ce n'est qu'auprès du cadavre , et le
scalpel à la main , qu'on doit le consulter ,
puisque la partie intitulée *Administration anatomique* n'est elle-même que l'exposition exacte
de ce que l'élève doit rencontrer en disséquant,
et ce n'est qu'après ce travail préliminaire qu'il
peut alors lire la description courte , mais précise et complète des objets qu'il vient à l'instant même de mettre à découvert. Des deux
parties dont se compose mon ouvrage , l'une
est purement manuelle , l'autre tient plus de
la science ; mais il faut que l'une et l'autre concourent au même but et se prêtent un mutuel
appui. La partie descriptive serait évidemment
trop laconique, si elle n'était précédée par la
partie administrative, ou préparation ; et cette
dernière, quoique exécutée avec soin, laisse-
rait peut-être quelque chose à désirer, si elle
n'était, pour ainsi dire, terminée par la description qui la suit.

CLOQUET. — *E. Traité d'Anatomie descriptive, rédigé d'après l'ordre adopté à la
Faculté de médecine de Paris ;* 2 vol in-8°.

Je ne connais point encore l'ouvrage de
M. Cloquet, et cependant je ne laisse pas que
de l'indiquer aux étudians, parce que l'auteur,
quoique jeune encore, est un des élèves distingués de l'époque actuelle, et que son ouvrage
doit nécessairement répondre aux excellentes
études qu'il a faites et à l'empressement avec
lequel de nombreux disciples suivent ses leçons.

ANATOMIE PATHOLOGIQUE.

Quoique je place ici les ouvrages d'anatomie
pathologique, dont je crois devoir conseiller
la lecture aux élèves, je pense qu'il serait plus
convenable peut-être de les renvoyer à l'article
médecine. Qu'offrent-ils, en effet? Le tableau vivant, pour ainsi dire, des désordres dont l'étude
ne peut être séparée de celle des maladies, auxquelles il faut nécessairement en rapporter le développement ; mais jusqu'ici l'usage a prévalu,
et, dans l'enseignement comme dans les ouvrages,
on est dans l'habitude de considérer l'anatomie

pathologique comme une partie de l'anatomie générale.

Nous n'avons encore qu'un très-petit nombre d'ouvrages *ex professo* sur l'anatomie pathologique ; car malgré le beau travail de Morgagni sur cet objet, et ceux de Bonnet, de Lieutaud et de Portal, on peut avancer qu'il n'existe point encore sur cette matière d'ouvrage raisonné et disposé surtout d'une manière conforme à l'état actuel des connaissances anatomiques. Dans l'espèce de pénurie où se trouve, à cet égard, la littérature médicale, nous n'avons que deux ouvrages dont nous croyons pouvoir conseiller la lecture aux élèves ; ce sont ceux de Baillie et du docteur Cruveilhier, quoique ces productions soient loin de répondre aux vœux des amis de la science, qui attendent depuis long-temps un ouvrage bien fait sur cette matière.

BAILLIE. — *A. Traité d'Anatomie pathologique du corps humain*, par Baillie, médecin de l'hospice Saint-Georges, à Londres ; traduit par Guerbois ; 1 vol. in-8°, 2e édition.

Le docteur Baillie a suivi, dans son ouvrage, un ordre très-arbitraire, ou, pour mieux dire, il n'en a suivi aucun. Il prend les altérations pathologiques telles qu'elles se présentent, en commençant par celles de la poitrine, et en les suivant ainsi, de haut en bas, jusqu'aux parties génitales de l'un et l'autre sexe ; il termine par celles de la tête, par lesquelles il me semble, au contraire, qu'il aurait dû commencer, d'après l'espèce de plan qu'il s'était formé.

Les faits pathologiques contenus dans l'ouvrage du docteur Baillie ne sont pas sans mérite, sans doute ; mais ils sont sans intérêt ; l'ouvrage lui-même ne jouit que d'une réputation médiocre, par le défaut d'ordre qui y règne, et surtout parce que les faits qui s'y trouvent rapportés, ne sont point rattachés à des principes généraux.

CRUVEILHIER. — *B. Essai d'Anatomie pathologique* ; 2 vol. in-8°.

Cet ouvrage mérite une distinction plus particulière. On y trouve, en effet, un tableau fidèle des altérations des organes, classés d'après un plan particulier que s'est formé l'auteur. Mais un reproche qu'on est en droit de lui faire, c'est d'avoir négligé de joindre l'histoire des maladies qui ont amené les désordres, dont on trouve cependant le récit exposé avec une sorte d'intérêt. Tel qu'il est, l'ouvrage peut être lu avec fruit par les élèves, qui doivent surtout s'attacher à connaître les différentes espèces d'altérations, par où peuvent passer nos organes.

ART DE DISSÉQUER,

ET MODE DE CONSERVATION POUR LES PIÈCES D'ANATOMIE.

L'art de l'anatomiste n'embrasse pas seulement la manière de disséquer, il fait aussi connaître les moyens de préparation et ceux de conservation des pièces préparées. Il ne faut pas, en effet, que l'élève, qui ne sait que préparer plus ou moins proprement, comme on le dit, un muscle ou une artère, se croie pour cela un anatomiste. Pour mériter ce nom, il ne suffit pas, en effet, de *disséquer* avec plus ou moins d'habileté ou même de promptitude, il faut encore connaître tous les procédés, tous les réactifs qui peuvent suppléer aux recherches du scalpel, ou les rendre plus précieuses encore.

Avant Lieutaud, l'art de l'anatomiste était, pour ainsi dire, inconnu. Son ouvrage même, aujourd'hui totalement oublié, n'en avait que

(119)

faiblement étendu les limites ; il avait seulement indiqué le but, mais ne l'avait point atteint. Je puis donc me considérer comme celui qui, le premier, ai converti en un corps de doctrine l'art de l'anatomiste, sans changer pour cela l'ordre dans lequel les parties doivent être décrites.

Il existe, sur l'art de disséquer, trois ouvrages qui peuvent être également d'une grande utilité pour ceux qui commencent l'étude de l'anatomie et qui désirent y faire de grands progrès. Les voici par ordre de publication.

Duméril. — *A. Essai sur les moyens de perfectionner et d'étendre l'art de l'anatomiste ;* brochure in-8° de 78 pages.

Ce petit ouvrage, qui renferme tant de faits intéressans et de préceptes lumineux, n'est autre chose que la thèse que M. Duméril, alors professeur, présenta pour être reçu docteur en médecine (en 1803). La division que l'auteur a suivie est simple et très-méthodique ; il traite successivement, 1° de la dissection ; 2° des injections ; 3° des macérations ; 4° de la conservation ; 5° des collections. On voit que ce plan renferme absolument tout l'art de l'anatomiste ;

et s'il est vrai que l'ouvrage du professeur Duméril convienne plus à ceux qui dirigent les travaux anatomiques, qu'à ceux qui les commencent, il n'en a pas moins atteint le but qu'il s'était proposé.

B. *Manuel de l'Anatomiste.*

Ce que j'ai dit plus haut de mon ouvrage me dispense d'en parler ici.

MARJOLIN. — *C. Manuel d'Anatomie ;* 2 vol. in - 8°.

L'ouvrage que j'ai publié sous le même titre était déjà à sa deuxième édition, lorsque M. Marjolin fit paraître le sien. L'ordre que l'auteur a suivi n'est lui-même que celui de l'étude ordinaire de l'anatomie, c'est-à-dire qu'il indique successivement la manière de disséquer ou de préparer les diverses parties de l'ostéologie, de la myologie, de l'angéiologie, etc. Cette méthode est d'autant plus précieuse, qu'elle s'accorde parfaitement avec celle que suivent les élèves, dans l'étude de l'anatomie. M. Marjolin n'a point cru devoir ajouter la description des parties à leur préparation, au moins pour l'ostéologie et la myologie ; car pour les autres parties, il est entré dans des détails qui valent des descriptions achevées. Cet ouvrage, écrit avec beaucoup de pureté, fait honneur aux connaissances variées de son auteur.

Sabatier. *Traité complet d'Anatomie ;* 3 vol. in-8°, 3ᵉ édition. — Soemmering. *De Corporis humani Fabricâ;* 6 vol. in-8°. — Portal. *Cours d'Anatomie médicale ;* 5 vol. in-8°. — Cuvier. *Leçons d'Anatomie comparée ;* 5 vol. in-8°.

2° PHYSIOLOGIE.

Haller venait d'imprimer le plus brillant essor à la physiologie; ses *Primæ Lineæ Physiologiæ* en avaient fixé les principes, et semblaient, pour ainsi dire, en avoir posé les bornes; mais le goût même qu'il en avait répandu devait en étendre l'étude, et nécessairement en agrandir le domaine. Ces vérités étaient généralement senties, lorsque Bichat et M. Richerand publièrent, presque en même temps, leurs ouvrages physiologiques. La critique voulut, à cette époque, établir une prééminence entre les productions de ces deux auteurs; le public impartial n'y a vu que les

efforts de deux hommes également recommandables pour les progrès de la science physiologique.

Bichat. — *A. Anatomie Générale* ; 4 vol.
in-8°. — *Recherches sur la vie et la mort* ;
1 vol. in-8°.

Bichat peut être considéré comme le créateur
de la physiologie moderne ; ce sont ses travaux
et ses belles expériences qui en ont étendu la
sphère et rendu l'étude aussi attachante qu'instructive. Son Anatomie Générale est toute
physiologique : elle seule forme un traité complet de physiologie. Bichat établit deux grandes
propositions générales, qui sont comme la base
et le fondement de toutes ses propositions particulières. La vie, selon lui, n'est qu'un ensemble de fonctions qui appartiennent, les
unes, à la vie animale, les autres, à la vie
organique. Ces fonctions sont entretenues par
des organes qui ne sont eux-mêmes que des
composés de tissus, dont la disposition varie,
mais dont la totalité est de quatorze.
L'Anatomie Générale a pour but l'examen
approfondi de chacun de ces tissus, pris en
particulier, dont l'auteur considère successive-

ment, la forme, la situation, les propriétés et les usages. L'ouvrage intitulé, *Recherches physiologiques sur la vie et la mort*, présente les brillantes considérations de Bichat sur la distribution de la vie, en vie animale et en vie organique. Cet ouvrage doit précéder la lecture de tous les autres du même auteur.

RICHERAND. — *B. Nouveaux élémens de Physiologie ;* 2 vol. in-8°.

Le succès mérité de l'ouvrage du professeur Richerand en confirme assez l'excellence. Il faut bien que cet ouvrage ait un autre mérite que celui d'être écrit avec beaucoup d'élégance, pour avoir obtenu la faveur dont il jouit depuis sa première publication (1800).

Elevés à la même école, nourris des mêmes principes, il n'est pas étonnant que Bichat et M. Richerand aient eu les mêmes vues, et que leur plan de physiologie soit à peu près le même. Celui que le professeur Richerand a suivi dans ses *Nouveaux Elémens de Physiologie* est aussi simple qu'il est ingénieux et parfaitement en harmonie d'ailleurs avec les brillantes découvertes et les conquêtes que les travaux infatigables des savans ont faites, depuis quelque temps, en anatomie et en physiologie.

A la suite de considérations générales sur la vie, les propriétés vitales et les sympathies, le professeur Richerand traite successivement des fonctions de l'économie, parmi lesquelles les unes sont relatives à la conservation de l'individu, et les autres à la conservation de l'espèce ; les premières elles-mêmes se divisent à leur tour, 1° en fonctions assimilatrices, intérieures ou nutritives ; 2° en fonctions de relation ou extérieures.

Les fonctions assimilatrices se composent de la digestion, considérée d'une manière générale, et de l'absorption ; de la circulation, de la respiration, des sécrétions et de la nutrition.

Les fonctions extérieures, ou de relation, embrassent les sensations, les mouvemens, la voix et la parole ; enfin les fonctions qui servent à la conservation de l'espèce sont celles qui résultent du concours des deux sexes, ou qui appartiennent exclusivement à la femme ; les premières ont pour but la génération et la conception, les secondes se composent de la gestation, de l'accouchement et de la lactation.

Des considérations sur l'accroissement de

l'homme, ses divers âges, son décroissement et sa mort, terminent l'ouvrage du professeur Richerand, qu'on ne peut trop recommander aux méditations de l'élève.

Magendie. — *Précis élémentaire de Physiologie ;* 2 vol. in-8°.

M. Magendie divise la physiologie générale, en physiologie végétale, animale et humaine. Son ouvrage ne traite que de la dernière.

En tête du premier volume se trouvent des notions préliminaires, dans lesquelles l'auteur traite successivement de la division des corps, des différences des corps bruts et des corps vivans, de celles des végétaux et des animaux, des élémens qui entrent dans la composition des corps des animaux, et des propriétés vitales ; il entre ensuite en matière. Sa classification des fonctions consiste à les diviser en celles de relation, en celles de nutrition et en celles de la reproduction. Chacune de ces grandes divisions est elle-même subdivisée en autant de fonctions particulières, pour l'étude desquelles l'auteur croit devoir adopter la marche suivante : 1° idée générale de la fonction ; 2° circonstances qui mettent en jeu l'action des organes, et qu'il appelle excitantes de la fonction ; 3° description anatomique sommaire des organes qui concourent à la fonction , ou de l'appareil ; 4° étude de chaque action d'organe en particulier ; 5° résumé général montrant l'utilité de la fonction ; 6° rapports de la fonction avec celles qui ont été successivement examinées ; 7° modifications que présente la fonction, suivant l'âge, le sexe, le tempérament, les climats, les saisons, l'habitude.

Indépendamment de la doctrine générale de l'auteur, qui est en tout conforme à celle des physiologistes les plus modernes, on trouve dans son ouvrage des faits nouveaux et des expériences sur les animaux vivans, qui augmentent beaucoup l'intérêt que sa lecture peut faire naître.

HALLER. *Primæ Lineæ Physiologiæ ;* 1 vol. in-12. — Le même ouvrage, traduit en français par Bordenave ; 1 vol. in-12. — BLUMENBACH. *Institutiones Physiologiæ.* — Le même ouvrage , traduit en français par Pugnet ; 1 vol. in-12. — DUMAS. *Principes de Physiologie ;* 3 vol. in-8°, 2e édition.

3° MÉDECINE.

TRAITÉS GÉNÉRAUX.

PINEL. — *A. Nosographie philosophique ;*
3 vol. in-8°.

Lorsque l'ouvrage du professeur Pinel parut,
il eut un succès qu'on pourrait appeler d'enthousiasme. En effet , on n'avait point encore été
accoutumé à trouver réunis , dans un ouvrage
de médecine, tant de raison et de savoir , un
si noble génie et une candeur si admirable.

Le professeur Pinel a eu surtout pour but,
dans sa Nosographie philosophique , d'appliquer la science de l'analyse à l'étude des maladies , et de débarrasser cette étude de toute
théorie vague et systématique. L'esprit général
de son ouvrage est de ramener sans cesse les faits
particuliers, observés dans la marche des maladies, à des idées générales sur le développement,
la marche et la terminaison de ces mêmes maladies. Voici maintenant la distribution de ses
matières et l'ordre dans lequel elles sont classées.

Le professeur Pinel range toutes les maladies
en cinq classes principales. La première, qui
traite des fièvres primitives , comprend six

ordres, auxquels viennent se grouper toutes les autres espèces de fièvres, qui ont quelque rapport avec l'une ou l'autre de celles qui forment le type d'un ordre quelconque; la deuxième classe comprend les phlegmasies ou inflammations, qui sont divisées en cinq ordres; dans la troisième classe se trouvent les hémorrhagies, qui ne présentent que trois ordres; les névroses, qui se composent de quatre ordres, forment la quatrième classe; enfin la cinquième classe traite des maladies lymphatiques, qui renferme également quatre ordres. Dans un dernier article, intitulé Appendice, se trouvent les maladies indéterminées, c'est-à-dire, celles que l'auteur n'a pu faire entrer dans l'une des classes précédentes.

Ce qui distingue surtout l'ouvrage du professeur Pinel, c'est l'excellence de la doctrine, l'esprit d'observation et d'analyse, et le dédain de toute théorie qui n'est point appuyée sur des faits; ajoutez à ce premier mérite un style concis, serré, très-propre d'ailleurs à rendre la pensée de l'auteur.

Cullen. — *B. Élémens de Médecine pratique*, traduit de l'anglais, par Bosquillon; 2 vol. in-8°.

Cet ouvrage est depuis long-temps entre les mains de tous les élèves. La faveur dont il jouit n'est point usurpée; il la doit à la saine doctrine et aux excellens préceptes qu'il renferme. Voici le plan que l'auteur a suivi. Toutes les maladies sont renfermées dans quatre classes principales, qui sont ensuite subdivisées en plusieurs ordres.

La première classe comprend les pyrexies, ou maladies fébriles, qui renferment cinq ordres, dans lesquels, outre les fièvres proprement dites, se trouvent également lés phlegmasies, les hémorrhagies, les flux et les exanthèmes.

La deuxième classe comprend les névroses; la troisième, les cachexies, c'est-à-dire, les maladies qui résultent de la dépravation de toute l'habitude du corps ou d'une partie quelconque, sans pyrexie ou névrose; la quatrième et dernière classe traite des maladies locales, dans lesquelles l'auteur comprend toutes les espèces d'affections générales ou particulières, les maladies organiques, etc.

Ce qui ajoute beaucoup au mérite particulier de la médecine pratique de Cullen, ce sont les notes précieuses dont le traducteur l'a enrichie, et qui en rendent la lecture aussi savante que profitable.

SIDENHAM. — *C. Médecine Pratique*, d'abord traduit de l'anglais, par Jault, et, dans ces derniers temps, par M. Baumes, de Montpellier, 2 vol. in-8°.

Les compatriotes de Sidenham l'appellent leur Hippocrate, et les savans des autres nations se sont fait un devoir de confirmer un pareil titre, en donnant, d'un commun accord, le nom d'Hippocrate anglais à Sidenham. Son ouvrage est tout de pratique, et, sous ce rapport, il ne peut être trop médité. Sidenham n'a point suivi de plan proprement dit ; à l'exemple des grands médecins de l'antiquité, il traite successivement des maladies les plus importantes et les plus graves. Ses histoires des épidémies, de quelques petites véroles, de plusieurs espèces de fièvres d'un caractère contagieux, n'ont point de modèles, et décèlent une grande profondeur de génie. Ce sont là les objets capitaux traités dans l'ouvrage qui porte le nom latin de

Universa opera. Les autres matières contenues dans ce volume, quoique moins étendues que les premières, offrent toujours le même intérêt. On y trouve également plusieurs lettres écrites, ou par Sidenham lui-même, ou qui lui étaient adressées par des médecins célèbres de son temps, sur différens objets de médecine pratique.

Les œuvres de Sidenham, publiées en latin ont été réunies et traduites en français, par Jault, qui les a enrichies de quelques notes. M. Baumes, professeur à la Faculté de Montpellier, vient d'en publier une nouvelle édition; sans rien changer au texte de Jault, il a seulement ajouté de nouvelles notes, qui ajoutent beaucoup au mérite des premières.

Sidenham ne peut être lu avec fruit que par des élèves déjà avancés dans les études médicales. Ce n'est point un auteur classique, comme on l'entend ordinairement par ce mot, mais un praticien d'un ordre supérieur, et dont les écrits attestent la célébrité.

Stoll. — *Ratio medendi ;* 3 vol. — *Apho-*
rismi de cognoscendis et curandis morbis ;
1 vol. — Les mêmes ouvrages, traduits par
Mahon. — P. et J. Frank. Leurs divers
ouvrages de médecine.

TRAITÉS PARTICULIERS DE MÉDECINE.

Alibert. — *A. Traité des Fièvres perni-*
cieuses ; 1 vol. in-8°, 4ᵉ édition.

Cet ouvrage, du docteur Alibert, fut composé dans le principe pour sa thèse inaugurale.
L'excellente doctrine qui s'y trouvait renfermée,
les faits précieux que l'auteur y avait rassemblés, et l'ordre qu'il a suivi, donnèrent beaucoup de succès à cette production, qui n'était
alors qu'une brochure de 120 pages.

Les augmentations successives dont il a enrichi son premier travail, en ont fait un ouvrage
important et un traité complet sur les fièvres
pernicieuses.

Après avoir fait connaître les causes variées
et la nature particulière des fièvres pernicieuses,
le docteur Alibert décrit, avec une rare exactitude, la marche, le développement et la terminaison de toutes les espèces de fièvres qui

présentent ce caractère, pour le traitement desquelles l'auteur insiste surtout, d'après les
observations des plus grands maîtres, sur l'emploi du quinquina donné à fortes doses.

L'ouvrage est terminé par une dissertation
très-savante et très-instructive, sur toutes les
espèces connues du quinquina.

On peut juger de la vérité des tableaux que
le docteur Alibert a tracés dans l'ouvrage que
nous analysons, par le fait suivant. L'auteur,
dont l'imagination trop ardente était comme
exaltée par la peinture vive et animée des maladies qu'il décrivait, fut lui-même atteint
d'une fièvre pernicieuse dont les suites, fort
heureusement pour l'art, n'ont pas été aussi
funestes que la plupart de celles dont il nous a
fait connaître l'issue malheureuse.

Le Traité des fièvres pernicieuses, comme
tous les autres traités particuliers que nous
allons faire connaître, ne doit être l'objet des
études de l'élève, que lorsqu'il s'est déjà familiarisé avec la lecture d'un traité général
quelconque de médecine. Ce conseil, que nous
donnons pour l'étude de la médecine proprement dite, s'applique également à toutes les
autres branches de la science médicale. Tout

ce qu'on pourrait objecter contre cette manière d'étudier en général est dénué de raison,
et s'éloigne absolument de la véritable méthode
d'apprendre.

Huxam.—*B. Essai sur les différentes espèces
de fièvres*, traduit de l'anglais; 1 vol. in-12.

L'ouvrage d'Huxam ne peut être comparé à
celui de Sidenham, ni pour l'étendue, ni pour
le rare mérite des descriptions. Huxam s'est en
effet borné à tracer l'histoire, admirable il est
vrai, de quelques fièvres, de celle surtout à
laquelle il a eu l'heureuse idée de donner le
nom de *lente nerveuse*; mais son ouvrage, de
peu de valeur en apparence, sous le rapport de
l'étendue, n'en est pas moins extrêmement précieux sous celui des excellentes choses qu'il renferme.

Corvisart. — *C. Essai sur les maladies et les
lésions organiques du cœur et des gros vaisseaux*; 1 vol. in-8°, 2e édition. — *Nouvelle méthode pour reconnaître les maladies
internes de la poitrine, par la percussion
de cette cavité*, traduit du latin d'Avenbrugger; 1 vol in-8°.

Avant M. Corvisart, les histoires et les observations des maladies du cœur se trouvaient répandues,s ans ordre et sans méthode , soit dans quelques traités généraux de médecine, soit dans des recueils de faits relatifs à l'anatomie pathologique. Le savant professeur que je viens de citer est le premier qui en ait fait un corps de doctrine. Riche de ses observations particulières et d'un travail assidu de plusieurs années, sur tout ce qui pouvait éclairer le diagnostic et l'histoire des maladies du cœur, il a enrichi la littérature médicale d'un des ouvrages les plus remarquables de l'époque actuelle. Voici le plan qu'il a suivi, et qui est textuellement copié de l'ouvrage même.

Les différens états pathologiques par où le cœur peut passer forment les bases des divisions générales de l'ouvrage. Dans la première se trouvent les affections des enveloppes membraneuses du cœur ; la seconde comprend celles de la substance musculaire ; dans la troisième sont exposées les lésions du tissu fibreux ou tendineux ; les affections qui intéressent divers tissus du cœur, et les états contre nature, qui peuvent être considérés comme maladies de l'organe, sont placés dans la quatrième ; la cinquième enfin renferme une histoire abrégée des anévrismes de l'aorte.

A la fin de l'ouvrage, l'auteur résume, sous la forme de corollaires, les principaux points du diagnostic, et les présente dans un ensemble qui en offre les caractères généraux. Presque toutes les observations renfermées dans l'ouvrage ont été suivies des ouvertures cadavériques faites à l'hospice de la Charité, sous les yeux de l'auteur et d'un grand nombre d'élèves qui avaient suivi les maladies dans tous leurs développemens.

L'ouvrage d'Avenbrugger sur les avantages de la percussion de la poitrine, pour reconnaître les maladies de cette cavité, traduit et commenté par M. Corvisart, ajoute encore et confirme la vérité des observations pratiques du traité sur les maladies du cœur. Les élèves ne doivent point séparer la lecture de ces deux ouvrages ; ils se prêtent un mutuel appui et ne peuvent être séparés.

Quelques personnes, comme je l'ai dit plus haut, trouveront peut-être extraordinaire que je place à l'article *Médecine*, des ouvrages qu'elles auraient voulu voir à celui d'*Anatomia pathologique*. J'ai cru devoir en agir autrement, par la raison qu'on ne peut plus, dans l'état actuel des connaissances médicales, séparer l'histoire des maladies de celle des ouvertures cadavériques, et qu'une pratique médicale qui n'est point basée sur cette double connaissance, n'est que de la routine et une suite continuelle de tâtonnemens et d'erreurs. C'est donc avec intention et en y réfléchissant mûrement que non-seulement l'ouvrage du professeur Corvisart se trouve parmi les ouvrages de médecine pratique, mais que j'ai cru devoir y placer également les phlegmasies chroniques de M. Broussais.

Broussais. — *Histoire des Phlegmasies ou Inflammations chroniques ;* 2 vol. in-8°, 2ᵉ édition.

Cette nouvelle édition des Phlegmasies est en tout conforme à la première, dont elle ne diffère que par la date.

L'objet de l'ouvrage du docteur Broussais est de déterminer l'origine, la nature, les progrès et les terminaisons d'un genre de maladies souvent inconnues dans leur principe. Voici comment l'auteur a disposé son travail : Il commence par donner une idée générale de l'inflammation, de la manière dont elle devient chronique, et des troubles qu'elle occasionne dans cet état. C'est à cette occasion qu'il présente le tableau des indurations et des inflammations chroniques, succédant à la péripneumonie et à diverses autres maladies inflammatoires des principaux organes de la poitrine et du bas-ventre. Des observations et des ouvertures cadavériques viennent à l'appui des principes de l'auteur, qui partout se montre praticien exercé et observateur habile.

Cet ouvrage, qui fait beaucoup d'honneur aux talens du docteur Broussais, demande d'être lu avec une grande attention par les élèves, s'ils veulent en saisir l'ensemble et de cette manière en apprécier les détails. Digne, en effet, d'une distinction particulière, cet ouvrage jette de vives lumières sur une matière difficile et qui exigeait, de la part de l'auteur, des connaissances étendues en anatomie.

ALIBERT. *Précis historique et pratique sur les maladies de la peau ;* 1 vol. in-8°. — PINEL. *Traité médico-philosophique sur l'Aliénation mentale ;* 1 vol. in-8°, 2ᵉ édition.

4° CHIRURGIE.

On ne peut contester à la France une supériorité en chirurgie, que les étrangers même se plaisent à lui accorder. C'est aux mémoires publiés par l'Académie royale de chirurgie, qu'elle doit en grande partie cet avantage. Mais ces mémoires étant très-rares aujourd'hui, et leur cherté d'ailleurs les mettant au-dessus des facultés de la plupart des élèves, ils trouveront d'amples dédommagemens dans les ouvrages suivans qui, publiés en partie par des membres de cette illustre Société, joignent à l'excellente doctrine professée par l'Académie royale de chirurgie, le tableau des progrès que l'art a faits depuis trente ans.

Sabatier. — *De la médecine opératoire ;* 3 vol. in-8°, 2ᵉ édition.

L'ouvrage de Sabatier n'est point un simple traité des opérations chirurgicales ; c'est un cours complet et dogmatique de médecine opératoire ; il renferme l'état exact de tout ce que les anciens et les modernes ont fait pour l'avancement de la science ; c'est une exposition judicieuse et pleine d'intérêt des progrès de l'art et de l'état actuel de la chirurgie en France. L'auteur ne s'est point assujetti à un plan particulier ; mais il expose pour chaque opération, et d'une manière aussi savante que lumineuse, les divers procédés mis en pratique par les plus habiles chirurgiens, tant anciens que modernes ; et, sans indiquer précisément celui qu'il adopte de préférence, il laisse à la sagacité du lecteur à choisir celui qui lui paraît préférable. Sous ce rapport, il est nécessaire que l'élève soit préparé, pour ainsi dire, à la lecture de l'ouvrage de Sabatier, par celle d'un autre ouvrage d'une forme plus classique, et dans lequel l'art soit exposé d'une manière plus scolastique, tel que celui du professeur Richerand, dont il sera fait mention plus bas.

Lassus. — *B. Pathologie chirurgicale ;* 2 vol. in - 8°, 2ᵉ édition. — *Traité d'opérations chirurgicales ;* 2 vol. in-8°.

Des deux ouvrages du professeur Lassus, le premier est plus nécessaire à l'élève, qui a surtout besoin de préceptes, et qu'il faut familiariser de bonne heure avec la description des maladies, soit médicales, soit chirurgicales. Les traités d'opérations ne doivent point se lire dans le silence du cabinet , mais auprès des cadavres, sur lesquels on pratique les opérations dont ces ouvrages doivent offrir des descriptions claires et fidèles. C'est pour cette raison que nous conseillons à l'élève de s'en tenir à la pathologie chirurgicale de Lassus, qui lui offrira des préceptes aussi sages que bien écrits, sur les différentes matières qui composent ce qu'on appelle la pathologie externe.

Le plan que l'auteur a suivi est très-arbitraire; il serait même assez difficile d'en donner une idée précise, la distribution des matières ne reposant sur aucune classification méthodique ; seulement l'ouvrage commence par l'exposition de l'inflammation et de toutes les maladies qui en présentent des traces plus ou moins évidentes ; ensuite l'auteur trace à son gré le tableau des autres maladies chirurgicales, telles qu'elles se présentent à sa plume. Cependant , malgré cette irrégularité du plan, la pathologie chirurgicale de Lassus n'en est pas moins un livre bien pensé et bien écrit, et dont la lecture ne peut être que très-instructive pour les élèves.

RICHERAND. — *C. Nosographie chirurgicale ;*
4 vol. in-8°, 4ᵉ édition.

Cet ouvrage ne ressemble en rien, quant au
plan et à la classification, à ceux dont nous
venons d'esquisser l'analyse. Le but du professeur Richerand a été, comme il le dit lui-
même, *d'appliquer à l'enseignement de la
chirurgie cet esprit d'analyse récemment in-
troduit avec tant d'avantage dans l'étude de
la médecine.* Il a voulu surtout *offrir un tableau où se trouverait méthodiquement expo-
sée la pratique de l'art présentée dans toute
sa pureté.* En effet, que sont les plus magnifiques descriptions des maladies, sans la méthode qui les classe, sans l'ordre qui les dis-
tribue? Ce n'est pas trop avancer, sans doute,
que de dire que l'ouvrage du professeur
Richerand, par l'excellente méthode qui en
coordonne toutes les parties, a vraiment reculé
les bornes de l'art.

Pour parvenir à ce but, il était surtout
essentiel, dans un ouvrage de la nature de
celui de ce professeur, *de dire, non ce qu'on
faisait autrefois, mais ce qu'on fait aujour-*

d'hui ; non de discourir longuement sur des procédés ignorés ou peu connus, mais *de tracer les règles adoptées , et de fixer l'époque actuelle de la science , afin de mieux apercevoir de quels nouveaux progrès elle est susceptible.*

Voilà les idées principales qui ont présidé à la publication de la *Nosographie chirurgicale ;* voyons maintenant quelle est la marche générale que l'auteur a suivie, et le plan qu'il a adopté.

La médecine et la chirurgie, ou la pathologie interne et la pathologie externe, sont dans des rapports continuels , et ne peuvent pas être séparées. Si l'usage a prévalu jusqu'ici, si l'enseignement exige cette séparation, la science reste une, indivisible. En partant de cette idée principale, *toutes les maladies auxquelles le corps humain est sujet se rapportent à trois grandes classes , toutes consistent en des dérangemens physiques , en des affections organiques , ou dans des lésions des propriétés vitales.*

Les lésions physiques sont essentiellement du domaine de la chirurgie ; mais elle étend son domaine sur les deux autres grandes classes, et il n'est point de maladie médicale contre laquelle elle ne puisse prêter son secours.

Ce qu'il y a de plus difficile, en général, dans la composition d'un ouvrage qui a pour but la description des diverses altérations dont notre économie peut être affectée, c'est la classification ou l'arrangement méthodique de ces maladies. Relativement à l'objet qui nous occupe, les anciens se bornaient à décrire toutes les maladies chirurgicales *a capite ad calcem.* Plus tard, on les partagea en cinq classes ou divisions. Les classifications même les plus modernes reposent sur les mêmes fondemens et présentent le même défaut. Frappé de ces graves inconvéniens, le professeur Richerand, marchant sur les traces de l'illustre Pinel, a disposé son plan de la manière suivante.

Il range en huit classes toutes les maladies chirurgicales auxquelles le corps humain est sujet. La première classe réunit, sous le nom de plaies et d'ulcères, les maladies qui affectent tous les systèmes organiques; la seconde classe comprend, sous trois ordres, les maladies de l'appareil sensitif, formé par les organes des sens, les nerfs et le cerveau; la troisième classe présente les maladies de l'appareil locomoteur, partagé en deux ordres : le premier pour le système osseux , le second pour le système musculaire ; dans la quatrième classe sont rangées les nombreuses affections de l'appareil digestif ; quatre ordres la composent ; c'est dans le quatrième que se trouvent les maladies des voies urinaires : la cinquième classe embrasse, sous trois ordres, les maladies de l'appareil circulatoire, c'est-à-dire, les lésions du cœur, des artères et des veines ; la sixième classe contient, sous le titre de maladies de l'appareil respiratoire, toutes les lésions mécaniques des organes de la respiration ; les maladies du tissu cellulaire, telles que les abcès chauds et froids, les abcès par congestion, les loupes et les infiltrations de diverses espèces, forment la septième classe ; la huitième et dernière se compose des maladies de l'appareil reproducteur.

Tel est le plan suivi par le professeur Richerand, dans sa *Nosographie chirurgicale*. Les progrès que l'anatomie et la physiologie ont faits depuis quelques années ne permettent plus d'adopter servilement les divisions des anciens. Il faut que chaque génération marche avec les lumières de son siècle. Tout démontre aujourd'hui la nécessité de porter le flambeau

de l'analyse dans le sanctuaire des sciences médicales ; et la chirurgie, plus qu'aucune autre
branche, avait besoin qu'une main hardie· et
habile en même temps , se chargeât de cette
tâche difficile : l'ouvrage que nous venons d'ana-
lyser· ne laisse point de doute qu'elle est en
grande partie remplie.

BOYER. — *Traité des maladies chirurgicales
et des opérations qui leur conviennent.* (*)

Depuis vingt ans le professeur Boyer n'a
point cessé de faire des cours de pathologie
externe et d'opérations chirurgicales. L'empressement que les élèves ont toujours mis à les
suivre, et la véritable instruction qu'ils en ont
retirée attestent leur excellence ; mais on dé-
sirait depuis long-temps que M. Boyer publiât
l'ouvrage qu'il avait promis sur cet objet. Les
avantages de l'art, l'instruction des élèves, et
sans doute aussi l'intérêt de l'humanité ont
vaincu la répugnance et la modestie de l'auteur ; l'ouvrage a paru et justifie pleinement les
vœux et l'impatience des gens de l'art. Il ne faut

(*) L'ouvrage doit être porté à huit volumes ; cinq
seulement ont paru jusqu'à ce jour.

point qu'ils cherchent dans ce nouvel ouvrage du professeur Boyer le vain appareil des phrases arrondies ou des périodes ambitieuses. Un plus noble but l'animait en le composant.

Son travail , fruit d'une expérience consommée et d'une pratique étendue et des plus heureuses, est un vaste et riche recueil des préceptes les plus sages et les plus lumineux, sur tous les points de la chirurgie.

Le plan de l'ouvrage du professeur Boyer est à peu près celui des anciens. Ce grand praticien a cru inutile d'en présenter un plus conforme peut-être à l'état actuel des sciences physiologiques. Nous respectons les raisons qui l'ont engagé à en agir ainsi, et nous ne nous permettrons point de donner des conseils à un homme d'un savoir aussi étendu et d'une habileté aussi reconnue.

Quoi qu'il en soit, voici l'ordre d'après lequel il a distribué ses matières. Il divise la pathologie chirurgicale en deux parties ; la première est consacrée aux maladies qui peuvent se montrer dans toutes les régions du corps ; quant à la seconde, elle est purement anatomique. Cette partie embrasse tout ce qui est relatif aux maladies que l'on peut considérer comme propres à tel ou tel organe. Ainsi, il parcourt

les diverses régions du corps , et traite successivement des maladies chirurgicales de la tête,
du cou, de la poitrine, de l'abdomen, et des
extrémités. C'est dans cette seconde partie que
se trouvent les maladies qui exigent l'application de la main , seule ou aidée de quelqu'ins-
trument; mais comme l'ouvrage du professeur
Boyer n'est point un traité spécial d'opérations,
elles ne s'y trouvent décrites que comme un
moyen ajouté à tous ceux que le chirurgien
doit employer pour la guérison des maladies
chirurgicales. M. Boyer est tellement pénétré
de cette vérité, qu'il a cru devoir renvoyer à
l'ouvrage de M. Roux, son gendre et son adjoint à la Charité, pour les détails opératoires
qu'il a omis à dessein dans son grand ouvrage.

Le style de l'auteur est tel que le comporte
la nature des matières qu'il a traitées.

Sans vouloir établir de parallèle entre la
pathologie de M. Boyer et la nosographie de
M. Richerand, on ne peut se dissimuler cependant qu'il existe une différence quelconque
entre ces deux ouvrages, et les élèves désirent
sans doute qu'on leur fasse connaître comment
ils doivent les lire et quelles sont au moins les
nuances qui les distinguent.

La nosographie du professeur Richerand

convient davantage peut-être à l'élève qui commence, à cause de l'excellente méthode qui y
règne et des vues nouvelles qu'a présentées l'auteur pour le perfectionnement de la classification. La pathologie de M. Boyer sera plus
profitable à celui qui possède déjà une certaine
somme de connaissances, et dont les études
sont un peu avancées ; qui, par conséquent,
ayant beaucoup vu, est plus à même de comparer entr'elles la marche et la terminaison
de plusieurs maladies chirurgicales, semblables
en apparence ; mais qui présentent réellement
des différences remarquables.

L'une est une excellente introduction à la
méthode d'étudier en médecine, en général,
et en chirurgie, en particulier. L'autre est
l'instruction pratique elle-même. M. Richerand brille davantage par l'esprit d'analyse et
de critique ; son style est aussi plus élégant et
plus précis. M. Boyer écrit en praticien con-
sommé, qui ne laisse rien à désirer pour les
détails et l'exactitude des descriptions ; enfin,
quoique l'un et l'autre procèdent par des
moyens différens , les deux ouvrages n'en
fixent pas moins les limites où sont arrivés de
nos jours les progrès de la chirurgie en France.

Callisen. — *Systema chirurgiæ hodiernæ*, editio nova, auctior et emendatior. Hafniæ; 2 vol. in-8°. — Bell. *Cours complet de chirurgie, théorique et pratique*, traduit de l'anglais, sur la 4ᵉ édition, par Bosquillon; 6 vol. in-8°, avec 99 planches. — Desault. *Œuvres chirurgicales*, recueillies et mises au jour par Bichat; 2 vol. in-8°, 3ᵉ édition. — Delpech. *Des maladies réputées chirurgicales;* 3 vol. in-8°. — Pelletan. *Clinique chirurgicale, ou Mémoires et observations de chirurgie clinique;* 2 vol. in-8°.

TRAITÉS PARTICULIERS SUR QUELQUES POINTS DE CHIRURGIE PRATIQUE.

Bell. — *Traité théorique et pratique des ulcères*, traduit de l'anglais par Bosquillon, sur la 7ᵉ édition; 1 vol. in-8°.

De toutes les maladies qui réclament les secours de la chirurgie, il n'en est point de plus fréquentes et de plus rebelles à la fois que les ulcères. Il n'y a pas cinquante ans encore que la plus grande partie de ces infirmités était, pour ainsi dire, abandonnée à elle-même, par l'impossibilité où se trouvaient les gens de l'art d'en obtenir la guérison. Les malades ainsi délaissés, et même repoussés, dans quelques cas, du sein de la société, traînaient une vie malheureuse, ou n'avaient d'autre perspective que d'aller au loin chercher une guérison qu'ils ne pouvaient trouver dans leurs propres foyers. Les uns se rendaient en Gallice, implorer Saint-Jacques de Compostelle, d'autres allaient à Rome se jeter aux pieds de Notre-Dame-de-Lorette ; plusieurs, profitant de l'espèce de pitié qu'ils étaient en droit d'exciter, se servaient de leurs infirmités pour exiger les dons de la charité, et on les voyait souvent en très-grand nombre aux portes des églises, dans les places publiques et même sur les grandes routes attendre de la générosité des passans, des secours qu'ils ne demandaient point en vain.

Tel était l'état de cette partie de la chirurgie au milieu du siècle dernier. L'ouvrage de Bell, publié à peu près à cette époque, fit éprouver un changement très-remarquable au traitement de ces maladies. Il est le fruit des observations pratiques d'un homme qui réunit un jugement exquis à une grande expérience ; enfin, c'est un ouvrage éminemment classique ; et les jeunes praticiens ne peuvent trop le méditer.

L'ouvrage est divisé en trois parties : dans la

première, Bell commence par établir les caractères généraux de l'inflammation, dont il expose les causes, les symptômes et les terminaisons. Cet article occupe lui seul un grand nombre de pages, et se trouve ainsi exposé avec toute l'étendue et le soin qu'exige une matière aussi importante. Passant ensuite à la seconde partie qui traite spécialement des ulcères, il les considère d'abord d'une manière générale; puis il parle successivement de l'ulcère simple, de l'ulcère vicié et des ulcères fongueux, sinueux, calleux, carieux et cancéreux; cette seconde partie est terminée par des considérations sur les maladies de la peau, ce qui permet à Bell de dire quelque chose de la teigne, du scorbut, des affections vénériennes et du scrophule. La troisième partie est consacrée aux tumeurs blanches.

L'analyse succincte que je viens de donner de l'ouvrage de Bell, fait connaître l'excellente méthode et la marche générale que l'auteur a suivie. Indépendamment de son mérite réel, on peut dire que c'est un ouvrage bien fait et bien pensé. Son succès en France, depuis qu'il a été traduit, atteste l'excellence de ses principes.

Lagneau. — *B. Exposé des simptômes de la maladie vénérienne;* 1 vol. in-8°, 4ᵉ édition.

Les règles de traitement adoptées à l'hospice des vénériens de Paris, sont spécialement détaillées dans cet ouvrage.

On doit savoir gré au docteur Lagneau de l'avoir entrepris. Composé d'abord sous forme de dissertation inaugurale, il fut avidement recherché par les élèves, qui trouvaient dans son contenu un exposé fidèle des diverses méthodes de traitement adoptées par les médecins et chirurgiens en chef de l'hospice des Vénériens. Ces mêmes élèves auraient préféré sans doute que l'habile chirurgien qui se trouve à la tête de cet établissement eût été lui-même l'auteur d'un pareil ouvrage : il serait sans doute et meilleur encore et d'une autorité plus imposante; mais tel qu'il est, l'ouvrage du docteur Lagneau est un livre bien exécuté et qui annonce dans son auteur du talent et des connaissances.

Voici comment est conçu le plan général de son ouvrage; il est divisé en trois parties : dans la première il présente le tableau le plus complet et le plus exact possible de ce qu'on entend généralement par maladie vénérienne ou syphilis, en commençant par les affections les plus simples, et finissant par les plus compliquées. La seconde partie comprend la cure générale de la syphilis. A cette occasion l'auteur passe en revue les différens remèdes connus, qui ont été successivement employés par les auteurs. Dans la troisième partie, il indique quelles sont les modifications que le traitement général de la syphilis doit subir en raison du sexe, de l'âge, etc. L'ouvrage est terminé par quelques réflexions sur une nouvelle forme que la maladie vénérienne paraît avoir prise dans les provinces illyriennes et sur quelques autres métamorphoses de cette maladie, connues des savans sous le nom de *sibbens* d'Ecosse, de *maladie du Canada*, et de *yaws*.

L'ouvrage du docteur Lagneau ne peut être lu avec quelque fruit que par des élèves déjà avancés dans leurs études médicales. Plus tôt, sa lecture ne leur serait d'aucune utilité; la matière qui s'y trouve traitée est une des dernières dont ils doivent s'occuper.

THILLAYE. — *C. Traité des bandages et appareils ;* 1 vol. in-8°, 3ᵉ édition, avec 11 planches.

C'est une heureuse idée d'avoir rassemblé en un corps de doctrine et d'avoir fait un ouvrage *ex-professo* sur une matière qui, au premier coup d'œil, semblait ne devoir présenter qu'un médiocre intérêt. Cependant il est démontré qu'il y a autant et plus d'habileté peut-être à savoir bien appliquer un bandage ou un appareil quelconque, qu'à faire, tant bien que mal, une opération très-souvent inutile.

On peut même avancer que les plus grands chirurgiens n'ont point dédaigné de donner la plus scrupuleuse attention à l'emploi des moyens mécaniques, nécessaires pour la guérison des maladies chirurgicales. Dans les fractures, dans les luxations, le salut du malade dépend très-souvent de la bonne ou mauvaise application des bandages et appareils; dans les hernies, dans certains anévrismes, dans le bec de lièvre, il ne peut y avoir de guérison sans ces moyens. On doit donc savoir beaucoup de gré au professeur Thillaye d'avoir péniblement réuni des matériaux disséminés dans une infinité d'auteurs, tant anciens que modernes, afin d'en rendre l'étude et les recherches également utiles et faciles.

L'ouvrage lui-même était peu susceptible d'une distribution méthodique ; l'essentiel était de ne point omettre la description d'un bandage ou d'un appareil connu et utile, et c'est à quoi l'auteur a parfaitement réussi. Après quelques préliminaires indispensables touchant les différens objets qui entrent dans la composition d'un bandage ou d'un appareil quelconque, il passe en revue et décrit avec beaucoup d'exactitude tous les bandages employés en chirurgie, en commençant par ceux que réclament les maladies de la tête et en parcourant successivement toutes les autres régions du corps sur lesquelles on peut les appliquer.

Un article est consacré à faire connaître les moyens propres à arrêter les hémorrhagies, et l'ouvrage est terminé par des conseils sur la manière de panser les cautères et les vésicatoires.

DESAULT. — *Traité des voies urinaires*, publié par Bichat ; 1 vol. in-8°. — PERCY. *Manuel du chirurgien d'armée* ; 1 vol. in-12. BELL. — *Traité de la gonorrhée virulente et de la maladie vénérienne*, traduit de l'anglais par Bosquillon ; 2 vol. in-8°.

5° BOTANIQUE , CHIMIE , MATIÈRE MÉDICALE ET PHARMACOLOGIE.

Quoique distinctes par rapport à la matière dont elles s'occupent, ces diverses branches des sciences naturelle et médicale ne peuvent point être séparées; l'étude, au contraire, doit les réunir et les faire marcher de front. La botanique, en effet, et la chimie préparent les matériaux, dont la matière médicale doit ensuite faire une application plus ou moins heureuse pour la guérison des maladies.

BOTANIQUE.

A. Nouveaux élémens de botanique ; 1 vol. in - 12, 4ᵉ édition.

Quoique ces élémens de Botanique ne portent point de nom d'auteur, on n'ignore pas qu'ils ont été publiés, pour la première fois, par M. Hanin , qui s'en était fait connaître alors comme le véritable auteur et dont le nom a cessé, on ne sait pourquoi, de paraître en tête du volume. C'est le doct. Mérat, très versé dans l'étude de la botanique, qui s'est chargé de surveiller la publication de cette quatrième édition.

L'ouvrage est divisé en deux parties.

Des généralités sur la connaissance des parties qui composent les plantes, sur la définition des termes de la botanique et la physique végétale, une exposition succincte des systèmes de Tournefort, de Linné et de la méthode naturelle de Jussieu se trouvent dans la première partie. La seconde renferme une exposition des caractères des genres des plantes suivant l'ordre établi au Muséum d'histoire naturelle.

Les élèves joindront à la lecture de l'ouvrage que nous leur indiquons ici, le dictionnaire de botanique de Bulliard, revu par le professeur Richard, et une table de botanique publiée par ce dernier.

Mérat. — *B. Nouvelle flore des environs de Paris*, suivant le système sexuel de Linné; 1 vol. in-8°.

Les élèves qui ont du goût pour la botanique et qui veulent se livrer à l'étude de cette science, ne doivent pas se borner à fréquenter les divers jardins publics, où les plantes sont méthodiquement rangées d'après l'un des trois systèmes de Tournefort, de Linné ou de Jussieu, il faut encore qu'ils s'habituent de bonne heure à reconnaître les plantes sur le lieu même qui les voit naître, croître et mourir. C'est pour leur faciliter cette étude que les professeurs les plus habiles de la capitale font tous les ans des herborisations dans les environs de Paris. Mais pour tirer un plus grand avantage de ces courses champêtres et cependant très-instructives, il ne suffit pas du professeur qui dirige les herborisations, il faut encore un guide que l'on puisse consulter en tout temps; c'est pour remplir cet objet que le docteur Mérat a publié l'ouvrage dont je viens de transcrire le titre.

On y trouve d'abord des préliminaires sur tout ce qui concerne les parties constituantes des plantes; l'auteur passe ensuite à la description des plantes des environs de Paris, d'après le système sexuel de Linné, dont il fait connaître les caractères avec beaucoup d'exactitude et de précision. C'est un véritable service rendu, non-seulement aux amateurs de la botanique, mais surtout aux élèves qui, de cette manière, peuvent en peu de temps, se familiariser avec les plantes qu'ils ont constamment sous les yeux, dans les promenades qu'ils font aux environs de Paris.

CHIMIE.

A mesure que les découvertes de la chimie font faire de nouveaux progrès à cette science, il est nécessaire que les savans qui s'en occupent, publient de temps en temps des ouvrages qui puissent mettre les élèves à même d'en suivre la marche et les progrès. Quel que soit le mérite de ceux des Fourcroy, des Chaptal et des Lavoisier, ils ne conviennent plus à des élèves qui commencent l'étude de la chimie et qui ont besoin de la connaître telle qu'elle est aujourd'hui, et non telle qu'elle était il y a vingt ans. Ici les derniers ouvrages publiés, par cela même qu'ils sont les plus récens, doivent être les meilleurs, au moins ce sont ceux qu'il est plus convenable de mettre entre les mains des élèves.

THÉNARD. — *A. Traité de chimie élémentaire, théorique et pratique;* 4 vol. in-8°, avec un très-grand nombre de planches.

Les deux premiers volumes sont consacrés à faire connaître tout ce qui est relatif aux corps inorganiques; le troisième s'occupe des corps organiques, et le quatrième traite de l'analyse chimique et des moyens généraux par lesquels on parvient à séparer les principes constituans des corps, et à en déterminer la proportion. Ce dernier volume renferme aussi toutes les planches de l'ouvrage et la description des ustensiles que l'on doit se procurer dans un laboratoire de chimie, ainsi que leur usage et la manière de s'en servir.

Riche des travaux de ses prédécesseurs et de toutes les découvertes de ses contemporains, le traité de chimie de M. Thénard doit être nécessairement le plus complet que nous possédions, et il doit être le meilleur, si l'on ajoute à ces premiers avantages le mérite particulier de son auteur.

La méthode, suivie par cet habile professeur dans son nouvel ouvrage, a constamment été de procéder du simple au composé, du connu à l'inconnu ; de réunir dans un même groupe tous les corps analogues, et de les étudier d'abord d'une manière générale, ensuite d'une manière particulière. C'est surtout pour l'étude des métaux et de leurs composés, que cette méthode présente des avantages.

Orfila. — *Élémens de chimie médicale ;*
2 vol. in-8°.

L'étude de la chimie serait sans intérêt
comme sans utilité pour le médecin , s'il n'avait
pour but d'en faire des applications plus ou
moins heureuses au traitement et à la guérison
des maladies. Quel que soit le mérite des ouvrages publiés sur cette science , considérée
d'une manière générale, il était à désirer qu'on
en publiât un qui fût spécialement destiné à rapporter à la médecine tous les faits connus en
chimie , ou qui indiquât au moins d'une manière
précise tous les avantages que la médecine peut
retirer des produits, soit simples , soit composés,
sur lesquels cette science a fait de si importantes
découvertes depuis quelques années. Un pareil ouvrage ne pouvait être fait que par un
médecin. Celui de M. Orfila remplit toutes les
conditions qu'exigeait la matière qu'il a traitée.
En déterminant les lois d'après lesquelles les
corps se composent et agissent les uns sur les
autres, ce professeur n'oublie jamais que d'autres
lois, que celles de la chimie, président aux phénomènes physiologiques et pathologiques; enfin ,
il retient constamment la chimie dans les bornes
qu'elle ne doit point franchir.

Son ouvrage se divise en quatre parties : les trois premières traitent de la chimie minérale, végétale et animale ; la quatrième et dernière est destinée à l'étude de l'analyse, dont on peut faire également l'application aux objets traités dans les trois premières parties.

L'ouvrage de M. Orfila se compose d'un si grand nombre de détails, qu'il est, pour ainsi dire, impossible d'en donner ici une idée exacte. Sa méthode est celle des chimistes les plus modernes, c'est-à-dire, qu'il étudie toutes les substances dans leurs élémens, dans les combinaisons de ces élémens, et dans les composés qui en résultent ; ensuite traçant leurs caractères, indiquant leurs propriétés, il tire de cette étude toutes les lumières qui peuvent éclairer l'emploi des médicamens.

FOURCROY. — *Philosophie chimique ;* 1 vol. in-8°, 3ᵉ édition. — BOUILLON - LAGRANGE. *Manuel d'un cours de chimie ;* 3 vol. in-8°, 5ᵉ édition.

THÉRAPEUTIQUE OU MATIÈRE MÉDICALE , ET
PHARMACOLOGIE.

Desbois de Rochefort. *Cours élémentaire de
matière médicale ;* 2 vol. in-8°, 2e édition,
revue et mise au jour par le doct. **Winslouw.**

L'ouvrage de Desbois de Rochefort jouit, depuis plus de trente ans , d'un succès qu'il doit à
l'excellente méthode que l'auteur a suivie, à la
clarté, à la précision du style; mais surtout à
la manière, aussi savante que lumineuse, avec
laquelle il a su déterminer l'emploi de toutes
les substances médicamenteuses propres à la
guérison des maladies. Desbois de Rochefort a
su éviter un inconvénient dans lequel les auteurs
de matière médicale sont trop souvent tombés,
c'est de vouloir faire entrer dans leurs ouvrages,
l'histoire générale de toutes les substances connues, ignorant que ce n'est pas à la multiplicité
des ordonnances, mais au sage emploi de quelques médicamens choisis, que le véritable médecin doit la guérison des maladies.

L'ordre suivi par Desbois de Rochefort est
celui de l'époque où il vivait, c'est-à-dire, que
les médicamens sont rangés dans son ouvrage
d'après des données assez arbitraires, il est vrai ,

mais que l'usage avait consacrées, et qui donnent d'ailleurs beaucoup de facilité pour l'étude
de la matière médicale.

Il s'occupe d'abord du règne minéral, dont
il expose successivement les diverses substances,
telles que la nature les présente, en indiquant avec beaucoup de précision, et les circonstances variées qui en réclament l'usage, et
la manière de les administrer, ainsi que les doses dans lesquelles il faut les employer. Le règne végétal vient ensuite; les médicamens dont
il se compose sont distribués en quatre classes
générales. La première comprend les évacuans;
la seconde les altérans; la troisième les spécifi-
ques, et la quatrième les poisons. Chaque classe
est ensuite subdivisée elle-même en plusieurs
paragraphes, dans lesquels l'auteur examine
alors d'une manière détaillée les diverses substances qui s'y trouvent renfermées. L'étude du
règne animal termine l'ouvrage; parmi les animaux dont il se compose et qui sont employés
en médecine, les uns le sont en totalité, les
autres en partie seulement.

Mais l'étude et la connaissance même des
médicamens ne sont rien sans la manière de les
employer. C'est pour remplir cet objet que

Desbois de Rochefort a placé à la fin de son ouvrage, un petit traité extrêmement précieux sur l'art de formuler, et qui ne peut être étudié avec trop d'attention.

ALIBERT. — *B. Nouveaux élémens de thérapeutique; 2 vol. in 8°, 3° édition.*

Malgré le mérite du cours de matière médicale de Desbois de Rochefort, cette partie administrante de la médecine attendait une main habile, qui, en la mettant en harmonie avec l'état actuel de nos connaissances et surtout avec les belles lois de la physiologie moderne, la sortît enfin de l'espèce de chaos et de confusion dans laquelle elle était plongée. Les brillantes données de Bichat, touchant l'action des médicamens sur notre économie, ne permettaient plus, en effet, de la laisser dans l'état d'imperfection, dans laquelle elle se trouvait sous ce rapport.

Le docteur Alibert, qui peut être considéré comme un de ceux qui, de nos jours, ont le plus puissamment contribué à accélérer les progrès de la médecine, a eu l'heureuse idée de faire pour la thérapeutique, ce que Bichat et M. Richerand ont fait pour l'anatomie et la physiologie. Guidé par les mêmes principes, éclairé par les mêmes découvertes, il a considéré, non les usages des médicamens dans telle ou telle maladie, mais l'action plus ou moins vive, plus ou moins énergique des substances médicamenteuses, sur les divers systèmes d'organes dont se compose notre économie. C'est ainsi qu'il traite d'abord des substances médicamenteuses, qui agissent sur les organes destinés aux fonctions assimilatrices. Il passe ensuite à ceux qu'on dirige sur les voies urinaires, et sur les systèmes circulatoires et respiratoires; il continue par ceux qui se rapportent aux fonctions de relation et de la reproduction, et termine cette savante distribution par ceux qui agissent sur le système cutané ou tégumentaire. Dans cet ouvrage, le docteur Alibert ne se borne pas à considérer l'action d'un seul médicament, ou même de plusieurs sur tel ou tel organe, mais il passe successivement en revue tous ceux que fournissent les trois règnes de la nature, en commençant par le règne végétal et terminant par le règne animal.

Afin de n'omettre rien d'essentiel, et surtout à l'exemple de Desbois de Rochefort, le docteur Alibert a consacré la fin de son deuxième volume à tracer le tableau d'une pharmacologie complète. Le jeune praticien ne peut trop la méditer, par l'esprit de sagesse et de discernement, qui préside à la composition des diverses formules qui s'y trouvent exposées.

BARBIER. — *C. Principes généraux de pharmacologie.* 1 vol. in-8°.

Le docteur Barbier, animé du désir de porter le flambeau de l'analyse dans l'étude, ainsi que dans la classification des médicamens, a publié ces principes de pharmacologie ; et comme son ouvrage jouit d'une véritable faveur, je vais le faire connaître en peu de mots. L'auteur envisage tout médicament sous deux points de vue généraux et il distingue deux sortes d'effets dans leur action : 1° un effet immédiat ou pharmaceutique : 2° un effet secondaire ou thérapeutique. Le premier est assez constamment toujours le même, quelle que soit la différence des tempéramens, etc. Le second est moins régulier ; il est soumis à plusieurs circonstances qui ne permettent pas de savoir au juste quels seront les résultats de cette action secondaire. La sagacité, l'expérience du médecin peuvent seules l'éclairer sur les effets thérapeutiques

d'un médicament quelconque. Après ces préliminaires, l'auteur entre en matière.

Dans une sorte d'introduction, il parle d'a-
bord de la pharmacologie en général, et de ses
rapports avec les autres branches de la science
médicale; ensuite, dans trois articles séparés,
il traite successivement de l'histoire naturelle,
pharmaceutique et médicale des médicamens,
ce qui le conduit à la classification des médicamens, sous le rapport de leur emploi en médecine : il en fait dix classes principales, dans
lesquelles les substances médicamenteuses sont
rangées d'après des usages qu'il a cru pouvoir
leur assigner, et qui se rapprochent beaucoup de
l'ordre suivi dans l'ouvrage de Desbois de Rochefort.

CADET. — *D. Formulaire magistral*, enrichi
de notes, par le docteur Pariset. 1 vol in-18,
3e édition.

La rapidité du débit de ce petit ouvrage annonce
assez son importance et même sa nécessité. Ici
point de raisonnement sur les usages ou les effets
plus ou moins connus des médicamens; l'auteur,
pharmacien distingué, avait surtout en vue de présenter, dans un cadre resserré, plusieurs formu-

les accréditées et mises en usage par les meilleurs praticiens. Parmi ces formules, les unes, plus anciennes, n'ont besoin d'aucun éloge, elles sont revêtues d'une sorte de sanction médicale consacrée par le temps ; les autres, composées par des médecins contemporains, n'en sont pas moins précieuses cependant, puisque les noms de leurs auteurs, justement recommandables, sont tous connus par une pratique que couronnent des succès journaliers.

L'ordre suivi par M. Cadet dans son formulaire est très-simple ; il consiste en une distribution, par ordre alphabétique, de toutes les formules renfermées dans l'ouvrage, qui est terminé par un mémorial pharmaceutique, dont les jeunes praticiens retireront beaucoup d'avantages.

Bourgeoise. — *E. Vade-mecum du jeune médecin;* 1 vol. in-18.

Quoique ce petit ouvrage ne soit pas spécialement destiné pour des élèves, et qu'il leur fût difficile de tirer un grand parti de sa lecture, je ne laisse pas que de le comprendre dans la bibliographie médicale de l'étudiant. Au mérite de renfermer un grand nombre de formules, qu'on retrouve, il est vrai, dans le Formulaire magistral de M. Cadet, il joint l'avantage de présenter un tableau raccourci des maladies pour lesquelles on les met en usage. Ce n'est point un ouvrage, dans l'acception rigoureuse de ce mot, sur la médecine ou sur la pharmacologie : c'est un *compendium*, une espèce d'abrégé de plusieurs ouvrages d'un mérite non-contesté, et dont la lecture peut être profitable au jeune praticien.

Schwilgué. — *Traité de matière médicale*, 2e édition, augmentée de notes, par le docteur Nysten. — Bouillon-Lagrange. — *Manuel du Pharmacien ;* 1 vol. in-8°. — Peyrille. — *Tableau méthodique d'un cours d'histoire naturelle médicale ;* 2 vol- in-8°, 2e édition.—Roques. — *Plantes usuelles ;* 2 vol. in-8°, 2e édition.

6° DE L'HYGIENE ET DE LA MEDECINE LEGALE.

De l'hygiène.

Nous possédons en France plusieurs ouvrages sur l'hygiène publique ou privée ; mais la plupart de ces ouvrages se bornant à traiter des points isolés, touchant la conservation de la santé, ne peuvent, par cela même, être mis entre les mains de jeunes étudians, qui doivent surtout s'habituer à considérer les objets de leurs études d'une manière générale, je dirais presque scolastique. Dans cet état de choses, nous ne pouvons leur indiquer qu'un seul ouvrage, dont ils puissent tirer quelque parti ; c'est celui de Tourtelle. Mais qu'ils se pénètrent bien de cette vérité : il n'en est pas de l'hygiène comme des autres branches de la médecine ; elle n'a point, comme ces dernières, de principes fixes et invariables, et l'importance qu'on a voulu lui donner pourrait bien n'être qu'imaginaire, de même que ses divisions, ses subdivisions, ses plans, ses prétendues méthodes de classifications sont trop arbitraires peut-être ; l'hygiène enfin est un peu la médecine du bon sens. Il n'en est pas de même cependant lorsque, embrassant un champ plus vaste, elle considère, comme le fait le savant Hallé, les grands principes sur lesquels reposent la santé générale et la salubrité publique, indique les effets généraux des saisons et des climats sur le maintien de la santé chez l'homme, lui révèle l'importance et la dignité de son espèce, se rend l'interprète et le ministre de la Divinité qui

(173)

le forma, en lui faisant connaître tout ce qui peut concourir à sa félicité sur la terre. Mais quelle estime peut-on avoir pour ces prétendus traités d'hygiène, où l'on ne trouve que des redites éternelles et des répétitions fastidieuses sur les vertus merveilleuses de l'eau et sur les mauvais effets du café ou du chocolat ; dans lesquels on croit fort important de s'occuper de la quantité de sel et de poivre qu'un homme peut manger en un jour ! Dans cette espèce de pénurie, et en attendant d'ailleurs que le fruit des laborieuses veilles du professeur Hallé soit mis au jour, occupons-nous du seul ouvrage qui, sous ce rapport, mérite quelque attention.

TOURTELLE. — *A. Elémens d'hygiène ;* 2 vol in-8°, 5ᵉ édition.

Tourtelle définit l'hygiène, *de l'influence des choses physiques et morales sur l'homme et des moyens de conserver la santé.* Partant de cette donnée générale, il dispose ses matières de la manière suivante. L'ouvrage entier est divisé en sept sections ou divisions principales. La première traite de la vie, de la santé en général et des forces qui animent l'homme ;

ces considérations préliminaires ont pour but d'examiner quels sont les effets différens que l'âge, le sexe et les diverses constitutions doivent apporter sur la vie et sur les forces qui l'entretiennent. Dans les cinq sections qui suivent, l'auteur examine successivement l'influence que les choses physiques et morales peuvent avoir sur la santé de l'homme. Enfin dans la septième et dernière, il traite de l'hygiène publique; mais je dois faire remarquer que ce dernier chapitre, soit que Tourtelle ne l'eût point encore composé, ou que les éditeurs aient négligé de le comprendre dans les deux volumes qui portent le nom d'*Elémens d'hygiène*, ne se trouve point dans l'ouvrage que j'ai sous les yeux, et qui se termine au contraire par la section qui traite de l'action du physique sur le moral et du moral sur le physique.

Itard. — *Hygiène domestique*, traduit de l'anglais du docteur Wilich, 2 vol. in-8°.

De la médecine légale.

Il n'en est pas de la médecine légale comme de l'hygiène; nous possédons en France plusieurs ouvrages sur cette matière, qui ne le cèdent point en mérite à ceux qui ont été publiés chez nos voisins, particulièrement chez les Allemands, qui se sont occupés avec beaucoup d'ardeur et même de succès de la jurisprudence médicale. Les intérêts dont s'occupe la médecine légale nous touchent de si près, l'honneur et la vie ont été si souvent compromis par la mauvaise administration des preuves et les inductions trop souvent funestes, qu'en ont tiré les tribunaux, qu'on doit peu s'étonner de la multiplicité des ouvrages publiés sur une matière aussi importante. Voici ceux qui me paraissent devoir être mis de préférence entre les mains des élèves.

Fodéré. — *A. Traité de médecine légale et d'hygiène publique;* 6 vol. in-8°, 2ᵉ édition.

On avait applaudi aux premiers efforts du docteur Fodéré; on avait trouvé que les trois volumes qui formaient la première édition de son ouvrage, contenaient avec assez d'exactitude tout ce qu'il importait de savoir en médecine légale. En publiant une deuxième édition de son livre, l'auteur a cru pouvoir l'augmenter du double de volumes; mais on a observé qu'il avait trop compté peut-être sur l'importance du sujet, et qu'il avait même un peu abusé de son premier succès. Quoi qu'il en soit, voici l'ordre de ses matières et le plan très-étendu qu'il a cru devoir suivre; tous les objets traités dans son ouvrage se rapportent d'une part à la médecine légale criminelle, et de l'autre à la police de santé. Mais il est des sujets en médecine légale, qui appartiennent également à l'une comme à l'autre de ces deux grandes divisions, et qui cependant sont du ressort de la jurisprudence civile. Ils forment une division isolée, distincte des deux autres, à laquelle le professeur Fodéré donne le nom de *médecine légale mixte*, c'est-à-dire, de médecine légale, également applicable au civil, au criminel et à la police de santé; elle forme la première partie de son ouvrage. Les objets qu'elle renferme sont en général très-variés; ils ont rapport aux divers âges de la vie, à sa durée relative ou absolue, à plusieurs circonstances qui tiennent à des dérangemens, soit au physique, soit au moral, mais que les tribunaux doivent connaître cependant, en raison des conséquences fâcheuses qui peuvent en résulter. Viennent ensuite le mariage et tous ses effets, la grossesse et tous ses accidens, l'accouchement et toutes ses suites : la naissance naturelle, pré-

coce ou tardive de l'enfant , et quelques autres
objets, plus ou moins intéressans , sur lesquels
d'ailleurs notre auteur jette beaucoup de variété,
terminent cette première partie.

La seconde traite spécialement de la médecine légale criminelle. C'est dans cette seconde
partie que se trouvent nécessairement les objets
les plus importans; et quand on veut les juger
avec connaissance de cause , ce sont ceux qui exigent impérieusement la présence des hommes
de l'art. La troisième partie , beaucoup plus
générale , traite de la médecine légale sanitaire, qui comprend également la police médicale et l'hygiène publique. Tout ce qui tend à
conserver l'homme en santé, soit en éloignant
de sa personne les nombreux objets qui peuvent lui nuire, soit en l'éclairant sur ce qu'il
doit faire pour y parvenir, compose cette troisième et dernière partie. Je ne puis entrer dans
tous les détails qu'elle renferme ; mais, comme je
le disais plus haut, ils sont aussi variés qu'intéressans , et leur connaissance ne peut être que
très-profitable. Telle est , d'une manière fort
abrégée sans doute, l'analyse de l'ouvrage du
docteur Fodéré , qui mérite d'être lu avec
attention.

Metzger. — *B. Principes de médecine légale ou judiciaire ;* ouvrage traduit en français par J. J. Ballard, Docteur en médecine. 1 vol. in-8°.

Cet ouvrage qui jouit en Allemagne d'une grande réputation, et qu'il mérite sous plusieurs rapports, n'offre pas ce haut degré d'intérêt qui caractérise un ouvrage du premier ordre. Les élèves doivent cependant ne point en négliger la lecture, d'abord parce qu'il leur donnera une idée assez exacte de l'état de la médecine légale chez nos voisins d'outre Rhin, ensuite parce qu'il renferme beaucoup d'érudition (genre de mérite dont ils abusent peut-être), et que, sous ce rapport, il sera extrêmement utile à ceux qui auraient l'intention de faire des recherches suivies sur cette partie de la médecine. L'ouvrage est divisé en sept sections. La première présente des considérations générales sur les qualités que doit posséder un bon médecin légiste, et sur les connaissances qu'il doit avoir non-seulement en médecine légale, mais aussi sur d'autres branches accessoires. Dans la seconde, l'auteur passe en revue les divers genres de mort violente susceptibles d'informations judiciaires. Il passe, dans la troisième, à l'examen de tout ce qui appartient à la grossesse, et de toutes les circonstances plus ou moins extraordinaires ou fâcheuses qui peuvent l'accompagner. La quatrième est consacrée aux maladies simulées et aux effets de l'aliénation mentale. Il traite, dans la cinquième, de l'âge de l'homme et de la durée de la vie humaine. La sixième est relative au viol et au coït illicite, ainsi qu'à la grossesse. Enfin, dans la septième, il est question des facultés génératrices. L'ouvrage est terminé par des notes sur chaque section, qui forment à elles seules presque la moitié du volume, et qui sont destinées à éclaircir plusieurs points douteux ou difficiles traités dans le corps de l'ouvrage.

BELLOC. — *C. Cours de médecine légale, théorique et pratique.* 1 vol. in-8°.

Quoique les deux ouvrages que je viens de faire connaître soient suffisans pour donner aux élèves les connaissances qu'ils doivent posséder en médecine légale, je crois devoir cependant les engager à lire celui de Belloc. Il n'offre pas;

il est vrai, une instruction très-profonde en jurisprudence médicale; mais il présente des faits bien exposés; il annonce un médecin versé dans la rédaction des actes médico-juridiques, et familiarisé avec la pratique médico-légale. Sous ce rapport, il convient infiniment aux jeunes médecins et chirurgiens qui débutent dans la carrière médicale, en leur traçant en peu de mots la marche qu'ils doivent suivre, lorsqu'ils sont requis par l'autorité pour faire un rapport sur un fait quelconque de médecine légale.

Mahon. — *Médecine légale ou police médicale* (ouvrage très-rare), 3 vol. in-8° — Marc. *De l'Autopsie cadavérique et de la Docimasie pulmonaire ;* traduit de l'allémand du docteur Rose, par le docteur Marc, 1 vol. in-8°—Orfila. *Toxicologie générale ;* 4 vol. in-8°.—Chaussier. *Consultations médico-légales ;* brochure in-8°.

7° ACCOUCHEMENS, MALADIES DES FEMMES ET DES ENFANS.

Je n'ignore pas que les accouchemens et tout ce qui s'y rapporte, forment, avec l'hygiène et la médecine légale, la matière du quatrième examen que subissent les élèves à la faculté pour parvenir au grade de docteur. Aussi ne les aurais-je point séparés de l'article précédent, si l'extension donnée depuis quelques années à la science ainsi qu'à l'art des accouchemens, ne m'avait fait une loi pour ainsi dire, d'en agir autrement. J'en appelle aux élèves eux-mêmes : ils n'étudient point la médecine légale ou l'hygiène, seulement pour faire dans leur pratique de l'hygiène ou de la médecine légale ; mais il n'en est pas de même des accouchemens qu'ils cultivent réellement pour les pratiquer, et je pense en effet qu'ils ne peuvent trop s'adonner à cette étude, surtout à la partie pratique, à laquelle on ne peut se familiariser qu'à Paris.

La France est très-riche en ouvrages sur les accouchemens. Sous ce rapport, elle n'a rien à envier aux nations voisines, qui reconnnaissent elles-mêmes notre supériorité dans cette partie de la médecine. Comme de tous les ouvrages qui ont le plus contribué à nous donner cette espèce de suprématie en accouchemens, celui de Beaudelocque est, sans contredit, le plus recommandable; il est trop juste qu'il soit le premier offert aux études de l'élève.

BEAUDELOCQUE. — *A. L'art des accouche- mens*; 2 vol. in-8°, 4ᵉ édition.

Avant l'ouvrage du professeur Beaudelocque, qui parut pour la première fois en 1781, on peut dire que les accouchemens n'avaient point encore été présentés sous une forme aussi savante et aussi méthodique. Cet ouvrage, au moment de sa publication, fut accueilli avec une sorte d'acclamation; et chez l'étranger comme en France, il eut un véritable succès d'enthousiasme. Cette réputation ne s'est point affaiblie depuis, et malgré le mérite incontestable de plusieurs écrits publiés dans ces derniers temps, sur la même matière, celui de Beaudelocque n'en conserve pas moins le rang que lui assure son mérite éclatant.

L'ouvrage lui-même est divisé en quatre parties. Dans la première se trouvent renfermés tous les objets relatifs à la connaissance des organes sexuels de la femme, ainsi qu'aux fonctions qui en dépendent, telles que la génération, la conception et la grossesse. L'histoire complète du fœtus termine cette première partie. La seconde est consacrée à l'exposition du mécanisme de l'accouchement naturel, considéré dans toutes ses divisions ; la délivrance ainsi que les soins à donner à la mère et à l'enfant, complètent cette seconde partie ; les deux dernières renferment les accouchemens, dont la nature seule ne peut effectuer la terminaison, et qui exigent absolument les secours de l'art. Beaudelocque les divise (et c'est ici le point défectueux de son ouvrage, au moins quant à la division) en accouchemens contre nature et en accouchemens laborieux. Des discussions très-étendues sur la préférence que l'on doit accorder à l'opération césarienne, sur celle de la symphise, discussions qui pouvaient avoir leur importance à l'époque où elles furent publiées, mais qui sont sans intérêt aujourd'hui, occupent une grande partie du second volume, ainsi qu'une longue querelle avec un accoucheur obscur. Quoi qu'il en soit, l'ouvrage du professeur Beaudelocque n'en est pas moins un traité complet sur l'art des accouchemens ; les préceptes qu'il renferme sont ceux d'un grand maître, auxquels d'ailleurs la pratique la plus étendue imprime une sorte d'autorité, que le temps n'a fait qu'affermir de plus en plus.

B. Nouveaux Elémens de la science et de l'art des Accouchemens, suivis du Traité des maladies des femmes et des enfans ; 2 vol. in-8°, 2ᵉ édition.

Quoique je sois loin de méconnaître le mérite incontestable de plusieurs ouvrages qui ont paru depuis quelques années sur les accouchemens, j'ai pensé que celui que j'ai publié sur la même matière pouvait, avec celui de Beaudelocque, suffire à l'instruction des élèves.

Mon ouvrage diffère peu, ainsi que ceux de mes savans confrères, de celui du professeur Beaudelocque, quant à la distribution générale : peut-être cependant y trouvera-t-on une théorie plus éclairée, des points de physiologie mieux exposés et en général plus de méthode et de clarté ; mais un mérite que nous avons sur Beaudelocque, c'est d'avoir renfermé en un seul corps de doctrine, non seulement tout l'art des accouchemens, mais d'y avoir fait entrer également ment les maladies des femmes pendant la grossesse et après l'accouchement, ainsi que celles des enfans nouveau-nés.

GARDIEN. — *Traité complet d'accouchemens, de maladies de femmes et des enfans ;* 4 vol. in-8°, 2e édition. — CAPURON. *Cours d'accouchemens, théorique et pratique ;* 1 vol. in-8°, 2e édition.

TRAITÉS DES MALADIES DES FEMMES.

GARDIEN. — *A.* Ce que le docteur Gardien a écrit sur les maladies des femmes se trouve renfermé dans son Traité général d'accouchemens, et par conséquent exige qu'on se procure l'ouvrage entier pour pouvoir étudier la partie qui regarde les maladies des femmes. Néanmoins je conseille aux élèves de ne point négliger cette étude ; c'est la matière que le docteur Gardien me semble avoir le mieux traitée ; il y manque de l'ordre peut-être, un peu plus de méthode en rendrait aussi la lecture plus instructive ; mais les détails compensent ce léger défaut.

CAPURON. — *B.* Les trois volumes dont se compose le cours complet d'accouchemens du docteur Capuron ne sont point disposés par 1er, 2e et 3e volumes ; mais chacun d'eux forme un ouvrage distinct, un traité séparé; ainsi, par exemple, l'ouvrage qui devrait porter le titre de deuxième volume, contient à lui seul toutes les maladies des femmes. Cette distribution présente un avantage; c'est de donner à l'élève la faculté de se procurer isolément chaque volume à mesure que ses études en réclament le besoin.

Dans celui que nous analysons, le docteur Capuron ne se borne point à exposer les maladies de la grossesse et celles qui suivent l'accouchement; mais il embrasse toutes celles du sexe, depuis le moment de l'apparition des règles jusqu'à l'époque de l'âge critique. Sa méthode d'exposition est en général claire et précise; s'il n'entre pas pour chaque maladie dans les détails les plus circonstanciés, ce qu'il en dit suffit à l'instruction des élèves. Enfin, c'est un très-bon traité élémentaire sur les maladies des femmes, écrit dans un style pur et très-correct.

— *C.* Tout ce que j'ai écrit sur les maladies des femmes, ne peut pas être isolé de l'ouvrage que j'ai publié sur les accouchemens. Je me suis surtout attaché à tracer l'histoire des maladies de la grossesse et de celles qui suivent l'accouchement, afin de les lier plus particulièrement aux cours d'accouchemens, aux-

quels elles me semblent devoir exclusivement
appartenir.

VIGAROUX. — *Traité des maladies des femmes ;* 2 vol. in-8°. — CHAMBON. *Des maladies des femmes et des filles ;* 10 vol.
in-8°.

TRAITÉS DES MALADIES DES ENFANS.

Il existe une foule d'ouvrages sur les maladies
des enfans, et cependant la matière n'est point
épuisée. Parmi cette grande quantité de livres
sur un sujet si fécond à la vérité, je me bornerai
à faire connaître les suivans.

ROSEN. — *A. Traité des maladies des enfans ;* traduit du suédois par LEFEBVRE DE
VILLEBRUNE, 1 vol. in-8°.

Rosen n'a point eu la prétention de décrire
les maladies des enfans d'après une classification
soi-disant méthodique, vraiment inexécutable
à leur égard. Le plan qu'il a suivi est des
plus arbitraires, ou pour mieux dire, il n'en
suit aucun ; il parle des maladies des enfans, en commençant par celles qui se déclarent
immédiatement après la naissance, et les suit de

cette manière à peu près dans l'ordre de leur développement ; mais les détails dans lesquels il est entré, pour chaque maladie prise en particulier, sont extrêmement précieux, et l'ouvrage lui-même est considéré comme l'un des meilleurs traités que nous ayons sur les maladies des enfans.

GARDIEN. — *B.* Le quatrième volume du Traité général d'accouchemens du docteur Gardien est entièrement consacré aux maladies des enfans. L'ordre dans lequel il les a classées est purement de convention. Il partage l'enfance en trois périodes : la première s'étend de la naissance jusqu'à la fin de la première année ; la seconde va jusqu'à trois ans, et la troisième jusqu'à sept : c'est aussi de cette manière qu'il a classé les maladies des enfans.

Le Traité du docteur Gardien a sur tous les ouvrages du même genre publiés avant lui, un avantage qu'il doit aux découvertes et aux lumières des temps modernes, et dont il a su très-habilemeut profiter. Sous ce rapport, son ouvrage ne peut être lu qu'avec beaucoup de fruit par ceux qui commencent, et avec beaucoup d'intérêt par ceux qui savent déjà.

Capuron. — *C. Des maladies des enfans ;*
1 vol. in-8°.

Le docteur Capuron, dans cet ouvrage, n'a
point suivi la route tracée par ses prédécesseurs ;
mais à la suite de considérations générales sur les
maladies que l'enfant peut apporter en naissant,
et dont il avait déjà le germe ou même la présence dans le sein de sa mère, il classe toutes
les maladies dont il peut être attaqué pendant
les sept premières années de sa vie, d'après les
divers systèmes d'organes où elles peuvent
avoir leur siége. Cette classification présente
bien quelques inconvéniens ; mais ils sont com-
pensés par la précision et l'exactitude des descriptions.

D. — Je n'ai point la prétention d'avoir mieux
fait que mes savans confrères, dans la partie de
mes *Elémens d'accouchemens* qui traite des
maladies des enfans. Les détails dans lesquels je
suis entré à leur égard, quoique peu étendus,
le sont assez cependant pour qu'on ne puisse
point m'accuser d'avoir omis rien d'essentiel ;
les livres qu'on publie sur la médecine sont si
multipliés, et nous avons tant et de si longs
traités sur de petites maladies, qu'on doit réel-

lement quelques éloges aux auteurs, qui s'efforcent de renfermer beaucoup de choses en peu de mots.

8° VARIÉTÉS MÉDICALES.

Je renferme dans ce dernier article quelques ouvrages d'un mérite reconnu, mais qui n'ayant pas précisément la forme élémentaire, ne peuvent pas être l'objet des études spéciales de l'étudiant en médecine. Cet article pourrait être le plus long de tous, si je voulais y faire entrer toutes les productions qui présentent un mérite réel ; je me bornerai à signaler les plus remarquables.

RICHERAND. — *Des erreurs populaires relatives à la médecine.* — BARTHEZ. *Nouveaux élémens de la science de l'homme.* — KERAUDREN. *Des moyens de conserver la santé des gens de mer.* — LIND. *Traité du scorbut.* — ZIMMERMAN. *Traité de la dyssenterie ; idem , de l'expérience.* — SCARPA. *Traité des hernies.* — BASEILHAC. *De la taille par le haut appareil.*—DOUBLE. *Traité du croup.* — LEGALLOIS. *Expériences sur le principe de la vie.* — TISSOT. *De la fièvre bilieuse.* — LARREY. *Campagnes et*

Mémoires de chirurgie militaire. — Bordeu et Cabanis. *Leurs divers Ouvrages
de médecine.*

Pour terminer cette liste, déjà trop longue
peut-être, l'élève ne peut se dispenser d'avoir
constamment sous les yeux, un Dictionnaire
de médecine (celui des docteurs Capuron et
Nysten), et de commencer toute étude de la
médecine, par la lecture des Principes de chirurgie du docteur Legouas, et du Manuel
médical du docteur Nysten.

N. B. Quelques personnes pourront trouver
étrange, peut-être, que j'aie affecté une sorte
d'oubli pour le Dictionnaire des sciences médicales, et que je n'en aie point conseillé la lecture
à l'étudiant en médecine. J'ai prévu l'objection,
et voici ma réponse : les dictionnaires, en général,
tout en épargnant des recherches et du temps,
ont le grave inconvénient de favoriser la paresse et de ne procurer qu'une instruction tronquée. Le Dictionnaire des sciences médicales
renferme beaucoup d'articles très-bien faits.
L'entreprise est digne du siècle actuel, et les
efforts des collaborateurs seront, sans doute,

couronnés de succès. Cependant je persiste à
dire que l'étudiant n'en retirera de véritables
avantages, que lorsqu'il aura terminé le cours
de ses études médicales.

FIN.

TABLEAU

DE L'ENSEIGNEMENT PUBLIC ET PARTICULIER DE LA MÉDECINE, A PARIS.

ENSEIGNEMENT PUBLIC.

1° *Faculté de Médecine.*

ANATOMIE ET PHYSIOLOGIE.

MM. Chaussier. — Duméril.

CHIMIE.

MM. Deyeux. — Vauquelin.

PATHOLOGIE INTERNE.

MM. Pinel. — Bourdier.

PATHOLOGIE EXTERNE.

MM. Percy. — Richerand.

MÉDECINE OPÉRATOIRE.

MM. Lallement. — Dupuytren.

HYGIÈNE ET PHYSIQUE MÉDICALE.

MM. Hallé. — Desgenettes.

MATIÈRE MÉDICALE ET BOTANIQUE.

MM. Richard. — Jussieu.

MÉDECINE LÉGALE.

M. Royer-Collard.

ACCOUCHEMENS ET MALADIES DES FEMMES.

M. Désormeaux,

BIBLIOGRAPHIE ET BIOGRAPHIE.

MM. Moreau. — Husson, adjoint.

DÉMONSTRATION DES INSTRUMENS DE CHIRURGIE.

M. Thillaye.

TRAVAUX ANATOMIQUES.

MM. Beclard, chef. — Beauchêne, adjoint.

2° *Cliniques dépendantes de la Faculté.*

HÔTEL-DIEU.

M. Dupuytren. — Clinique externe.

HOSPICE DE LA CHARITÉ.

M. Le Roux. — Clinique interne.
M. Boyer. — Clinique externe.

HOSPICE DE LA FACULTÉ, DIT DE PERFECTION-
NEMENT.

M. Dubois. — Perfectionnement des procédés
opératoires.

3° *Cliniques indépendantes de la Faculté, mais qui appartiennent à l'enseignement public.*

HÔTEL - DIEU.

Tous les médecins de l'hospice, chacun à leur
tour. — Clinique interne.

HOSPICE DE LA CHARITÉ.

M. Fouquier. — Clinique interne.
MM. Boyer. — Roux. — Clinique externe.

HOSPICE SAINT-LOUIS.

M. Alibert. — Maladies chroniques et affections cutanées.
M. Biett. — Consultations pour toutes sortes
de maladies.

HOSPICE DES ENFANS MALADES.

M. Jadelot. — Maladies des enfans.

HOSPICE DES VÉNÉRIENS.

M. Cullerier. — Maladies vénériennes.

HOSPICE DE LA MATERNITÉ.

M. Chaussier. — Clinique des femmes accouchées. (Les sages-femmes seules sont admises.)

4° *École spéciale de pharmacie.*

CHIMIE.

MM. Bouillon.-Lagrange. — Henry.

PHARMACIE.

MM. Nachet. — Bouriat.

HISTOIRE NATURELLE PHARMACEUTIQUE.

MM. Pelletier. — Robiquet.

BOTANIQUE.

MM. Guiart père. — Guiart fils.

5° *Pour compléter l'enseignement public de la médecine, il faut y joindre les cours suivans.*

AU COLLÉGE DE FRANCE.

M. Hallé. — Explication des livres d'Hippocrate.

M. Portal. — Les cas rares.

M. Thénard. — La chimie.

M. Cuvier. — Anatomie comparée.

AU JARDIN DU ROI.

M. Cuvier. — Anatomie comparée.

M. Vauquelin. — La chimie.

M. Portal. — L'anatomie humaine.

HERBORISATION AUX ENVIRONS DE PARIS.

Tous les printemps.

6° *Enseignement particulier.*

ANATOMIE.

MM. Marjolin. — Béclard. — Breschet. — Cloqnet. — Serres. — Maingault.

PHYSIOLOGIE.

MM. Magendie. — Rullier. — Adelon.

MÉDECINE.

MM. Fouquier. — Lugol. — Broussais. — Baron. — Chomel. — Réveillé-Parise.

CHIRURGIE.

MM. Roux. — Marjolin. — Béclard. — Lisfranc.

CHIMIE ET PHARMACIE.

MM. Vauquelin. — Orfila. — Sallé.

ACCOUCHEMENS, MALADIES DES FEMMES ET DES
ENFANS.

MM. Danyau. — Maygrier. — Caparon. —
Durocher. — Le Breton.